人生100年時代の養生訓

長寿がもたらす
難問を解く

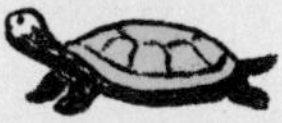

秋山和宏
Akiyama
Kazuhiro

AKISHOBO

人生100年時代の養生訓　目次

はじめに

人生１００年時代が到来しようとしています。人生１００年と聞くと「まだまだ人生を楽しめる！」と希望を持つ人もいれば、「病気になったり介護が必要になったらどうしよう……」と一抹の不安を感じてしまう人もいるでしょう。残念ながら、不安な人の方が多いのではないでしょうか。

それは、医師である私も同じです。

というのも、病気の治療を主眼としてきた現代医学（いわゆる西洋医学）では、人が老いていくことに対して、打ち手が非常に限られているからです。

しかも多くの人の人生が１００年になるというのは、人類が初めて直面する経験です。そのうえ高齢化の割合、移行スピードのどれをとっても日本は先進しているので、高齢化の潮流は世界的であるものの、日本が先例のない問題と直面することになったのです。

人生１００年時代に、個人そして社会全体にもたらされる数々の問題（本書ではこれを「人生１００年の難問」と呼びます）とは何か、どのように対処できるか。２００７年に世界最速で超高齢社会（65歳以上の人口が総人口の21％以上）になり、10余年が過ぎたいまの日本だから言えることをみなさんとシェアし、世界にも発信したい。それが本書を執筆する動機です。

さて、私は市井の小規模病院に勤務する外科医ですが、同時に社会起業家として一般社団法人チーム医療フォーラムを主宰し、医療情報を発信したり、地域での活動をしています。外科のメスを社会変革の志に持ち替えて、一人ひとりの患者を治す外科医から社会全体を診る医師になるため、日々、悪戦苦闘しているのです。

〝チーム医療〟というのは、昨今、医療の現場で普及してきた多職種協働のスタイルのことです。医師、看護師、薬剤師、その他のさまざまな専門職種がチームを組んで治療に当たると、多大な効果が生み出されることが実証され、チーム医療によって医療の質は格段に向上しました。

しかし、私が考えるチーム医療はそれにとどまりません。先の一般的なチーム医療の推進はもちろん大切ですが、そのチームに患者や家族のみならず一般のみなさん（市民）に参加してほしいと考えているのです。舞台も病院の中にとどまらず、みんなが暮らす町全体をイメージしています。言葉にすると「みんながみんなで健康になる社会」です。

日々の悪戦苦闘（臨床や活動）の中で、「人生100年の難問」とは具体的に何か、問題の源にあるのは何か、問題や、問題を予期して広がる不安を解消していくために何ができるか、私なりに見出してきました。それを知っていただくと、〝みんながみんなで〟という意味を理解していただけるのではないかと希望を持っています。

多くの人が老いの過程で感じる健康不安の解消に役立つセルフケア法などもまじえながら、筆を進めていきましょう。

秋山和宏

装丁　アルビレオ
イラスト　ながしまひろみ
編集協力　下平貴子

序章　グレート・ジャーニー

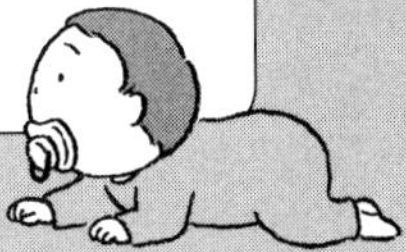

人生100年の難問をひもとく前に、一見関係ないようで、実は私たちが難問解決をしていくときに大事な事実をご紹介しておきます。

みなさんも本やテレビでご存知かもしれませんが、我らの直接的な先祖、ホモ・サピエンスのことがいろいろとわかってきて、関心が持たれていますね。

700万年前に二足歩行を始めた人類は20種類以上いたと言われていて、直近の3万年前に絶滅したネアンデルタール人も含め、ホモ・サピエンス以外はすべて滅びました。永久にとは言えませんが、ホモ・サピエンスは人類史の中での勝利者です。

しかしホモ・サピエンスは、個体としては、最後まで共に生き残ったネアンデルタール人と比べて体格で劣っていて、屈強ではありませんでした。脳の大きさも、実はネアンデルタール人の1550ccに対し、1450ccの脳容積しかありません。ちなみに現代人はさらに小さく1350ccになっています。

それなのに、なぜ私たちは生き残ることができたのでしょうか。

私たちが人類史における現時点での勝利者なのは、何か特別な理由があったのでしょうか。

ホモ・サピエンスの3つの特徴

私はホモ・サピエンスが生き残ったのには、次の3つの画期があったと思っています。

❶集い、つながりたいという欲求がある。
❷真似ることができる。
❸情報、記憶、知識などを脳の外にオフロードできる。

❶つながりたいという欲求

ネアンデルタール人の遺跡を調べてみると、彼らのコミュニティは十数人であったことが判明しています。家族単位でしかなかったということです。

一方、ホモ・サピエンスは、150～400人の規模の集団であり、複数の家族でコミュニティを形成していたことがわかっています。

私たちは、個が単体で力を発揮するのではなく、集団で生活をすることでコミュニティを強固なものとしていたわけです。またコミュニティ同士も交流をしていったと考えられています。

いのちの糧を得るための狩りの仕方もかなり違っていたようです。ネアンデルタール人の骨には骨折などの外傷跡が複数認められ、個々に体を張った狩猟をしていたと考察されています。

一方、我々は集団で狩りをして、マンモスなども、崖などに追い込んで仕留めていたようです。つまり個の力は小さくても、集まり、共に働くことで、私たちは生き延びてきたのでしょう。

少し飛躍するようですが、この「集まり、つながる習性」は、大きく考えれば現在の資本主義経済の分業システムにもつながっていきます。

経済学の祖であるアダム・スミスは、人間だけが「ものを交換し合う」種であると指摘していますが、交換することで他者とつながっていくのです。

たとえばいまコンビニなどに売っているポテトチップスを自力ではじめからつくろうとしたら、とてつもなく大変な作業になるでしょう。

まず畑を手に入れ、ジャガイモを栽培。収穫したら、皮を剥いてスライスし、油で揚げるところまでは自力でできるかもしれません。しかし、味つけのスパイスも一から自分でつくれるでしょうか。梱包している袋はどうしましょうか。

ポテトチップスをつくるにもさまざまな材料と工程があり、それらは世界中の資源を適材適所で利用することによって、効率よく安価で私たちのところに届きます。私たちの生活は、このような世界的分業のうえに成り立っていて、人類は長い歴史をかけてこうした世界的分業のシステムをつくりあげてきたわけです。

つながって、ものを交換したがる人間の原初の性質を専門用語では「交易する性向」と言うそうです。この交易する性向はホモ・サピエンス特有のもので、他の動物には見られません。

❷ 真似る、他者の意図がわかる

画期の2つめは、他者の意図を察するということ。人はそれをどのように学ぶのでしょうか。

人間の赤ちゃん（正確にはホモ・サピエンスの乳児）だけが迎える、劇的な行動の変化に「9カ月革命」というものがあります。この「9カ月革命」こそ、ホモ・サピエンスと他の霊長類（ネアンデルタール人などの他の人類も含む）との決定的な違いです。

たとえば、赤ちゃんを抱っこしてお散歩中のお母さんが、かわいい子犬を見つけて、すかさず赤ちゃんの視線を促すように子犬を指さしたとしましょう。何気ない行動ですが、母親はかわいらしい子犬を見て感動し、子どもにもその感情を共有させようとして子犬を指さします。このとき、9カ月革命以後の赤ちゃんは、母親の意図を察して、指先の子犬を見つめます。そして、母親と同様にその子犬をかわいらしいと受け止め、母親と感情を共有するようになるのです。この現象は「共同注意」と呼ばれます。

逆に、今度は先に赤ちゃんがきれいに咲くタンポポを見つけ、それを指さして母親にタンポポの存在（美しさ）を知らせ、感情を共有することも起きるようになります。そうして人間の赤ちゃんは、他者を「意図」を持った存在として認識し、それによって自己の「意図」を意識するようになっていくのです。

この9カ月革命によって、ホモ・サピエンスは「他者の意図を理解できる」という決定的な能力を身につけます。そして他者が自分と同じく何か行為をなそうとする存在だということがわかっているので、他者のやることは自分にもできるはずだという理解が生じ、模倣学習が可能になっていきます。

霊長類のチンパンジーも真似ることができるのですか、ホモ・サピエンスの赤ちゃんとは学習の仕方が決定的に違っています。

コンピュータのスイッチを入れる作業の学習を例に紹介すると、「スイッチは『Enter』と書いてあるボタンを、こうやって、オデコで押すんだよ」と教えると、ヒトの赤ちゃんは教えてくれた人の意図をくんで、言われた通りにオデコでスイッチを入れます。

一方、チンパンジーの赤ちゃんは、教えてくれた人の意図を理解することもなく、そもそもその過程には注目していないので、結果としてEnterボタンが押されてスイッチが入ることだけに目が行きます。そのため、指で簡単にスイッチを入れたりすることが偶然にもできてしまいます。

一見するとチンパンジーのほうが賢く見えますが、単純作業はできたとしても、より複雑な過程を積み上げなければ到達できないような作業は習得できません。チンパンジーは他者の意図を理解できていないので、他者のやることを自分が行えるとは考えないのです。

ホモ・サピエンスは「共同注意」、つまり他者の意図をくんで、結果に至る行為を丁寧に積み重ねることができます。この模倣学習スタイルによって、高度な社会関係と文化の継承が可能になっていったと考えられています。

❸「外的足場」という大発明——脳をオフロードする——

ホモ・サピエンスの3つの画期の最後に「外的足場」をあげます。イギリスの認知哲学者アンディ・クラークの言葉を借りれば、人間は脳の外に道具や言語、貨幣、法律、道徳などによる「外的足場（External Scaffold）」をつくり、自分の脳が処理すべきことを外に出して、負荷を下げることで進化してきたのです。

先にも書いたように、ネアンデルタール人は脳容積が最大でしたが、ハッシュタグのような記号程度の簡単な文字しか持たなかったそうです。そのため、日常生活で必要な事項を記録するのに脳を使うしかありませんでした。

当時の彼らにも個人を識別するための名前はあったはずですが、それぞれの個人に付随するたくさんの情報もあわせて記憶しなければなりません。すると脳に相当な負荷を掛けることになったでしょう。ネアンデルタール人は簡単な文字しか持たなかったので、彼らの脳は記憶器官として肥大化せざるを得なかったとも考えられます。

一方、文字を発明し、次々と記憶のための外的足場を築いた我がホモ・サピエンスは、脳を肥大化させる必要はありませんでした。

私は「外的足場」の利用こそ、つまり言語や道具などを使って脳をオフロードすることこそ、ホモ・サピエンスにとって運命を決するほどの大発明だったのではないかと思います。みなさんにもそれをぜひ実感していただきたいので、ここで掛け算をしてみましょう。

127×9721＝？

電卓があれば瞬時に答えられますし、多くの人は電卓がなくても筆算で計算することができるでしょう。人間の脳は、脳内だけで3桁×4桁の計算をすることはできなくても、電卓や筆算という道具を使って、「外的足場」による脳のオフロードを行っているのです（ちなみに答えは1,234,567です）。

新旧の多様な道具やテクノロジーを脳の外にオフロードして、言語、貨幣、法律、道徳も「外的足場」として利用することで、人は自己の能力を際限なく拡大し、今日の社会を形成させてきました。

「巨人の肩の上に立つ」（Standing on the Shoulders of Giants）は、学術論文用のコンピュータ検索エンジンGoogle scholarの標語で、「現代の学問は多くの研究の蓄積の上に成り立つ」という意味です。

しかし学問に限らず、あらゆる人間の活動は先人の業績の上に成り立っているのでしょう。

生活習慣から思考においても、私たちは先人から多くのものを受け継いでいます。厳密な意味で、クリエイティブで独立した人間はおらず、生かされている存在に過ぎません。巨人の肩とはさまざまな「外的足場」です。

ホモ・サピエンスの偉大な旅

ところで、もう一度、人類誕生の最初に戻って述べると、ホモ・サピエンスは20万年ほど前にアフリカのタンザニア地方に誕生した5000人程度の集団だったと考えられています。その集団が7万年前にアフリカからオセアニア大陸、ベーリング海峡を経て、北アメリカ大陸、南アメリカ大陸という順で全世界へと広がっていき、この旅を「グレート・ジャーニー」と呼びます。

いまや全世界80億人近くにも増え広がっていますが、誰もがアフリカ出身の同じホモ・

サピエンスで、自然淘汰を生き延びてきた同朋です。このスケールで考えると、肌の色や言語の違いなどは些末なものですね。

そんな私たちの先祖の当初の平均寿命は25歳程度でした。それが農業革命により倍の50歳に、さらに昨今の医療や社会システムの進歩により、倍の１００歳時代を迎えようとしています。

多くの動物とは明らかに異なる二足歩行という移動手段を採った私たちの先祖のグレート・ジャーニーは、生息地を広げただけの旅ではありませんでした。一人ひとりの人生の旅自体をも、より長くしてきたのです。

そうして迎えた人生１００年の社会は、まさしく人類の前人未到の世界。実際に２０１９年９月、日本の１００歳以上の高齢者は７万１２７４人となっていました。１９９８年に１万人を超えてから加速度的に増えています。

けれどこの新しい時代を、いたずらに恐れることはないでしょう。人類は弱い存在でもさまざまな問題を乗り越え、進化してきたのですから、ここまで見てきた「つながる」

「真似る」「オフロードする、外的足場を使う」という我々の強みを、人生100年の時代をよりよく生きるためにも使えばいい。

いやもう、みなさん無意識に使っているかもしれません。

携帯電話を持つまでは多くの人は、40、50件の電話番号を暗記していたけれど、いまは自分のパートナーの電話番号すら覚えていない。私も含め、いつの間にか記憶を「電話帳機能」にオフロードした人は、また無意識のうちに3つの強みでこの難問を乗り越えようとしているのではないかと思います。そのあたりのことは5章で改めて紹介しましょう。

3つの強みを駆使すれば「人生100年の難問」に関しても、人類は巨人の肩をはるかに凌駕する高みを踏破し続けることができるはず。私は、そんな希望を持っているのです。

「艱難汝を玉にす」と言いますから、グレート・ジャーニーという長い旅の途上に「人生100年の難問」を得て、むしろこれから、人類の本当の進化が始まるのかもしれません。

1章 人生ラスト10年問題

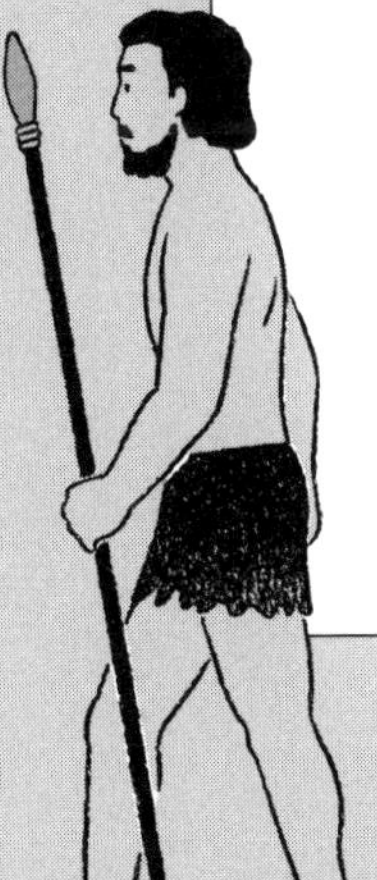

この100年間で最も重要な変化とは

序章でも触れたように、私たちホモ・サピエンスの初期の平均寿命は20～25歳で、それが約20万年続きました。

次の変化は、6千～1万年ぐらい前の農業革命でした。農耕が始まり、食料が備蓄できるようになり、安定した定住生活が可能になって、寿命は40～50歳にまで延びました。

その後、西暦1900年までの寿命に大きな変化はありません。

それから100年強が過ぎ、医学の発達や生活環境の整備によって、世界の中でも最も健康水準の高い国々の寿命が約80歳になりました。

日本でもつい100年前まで平均寿命は男性42歳、女性43歳でしかなかったのです。当時は乳児死亡がいまより多かったことを勘案しても、ほぼ50歳までしか生きられなかったと言えるでしょう。

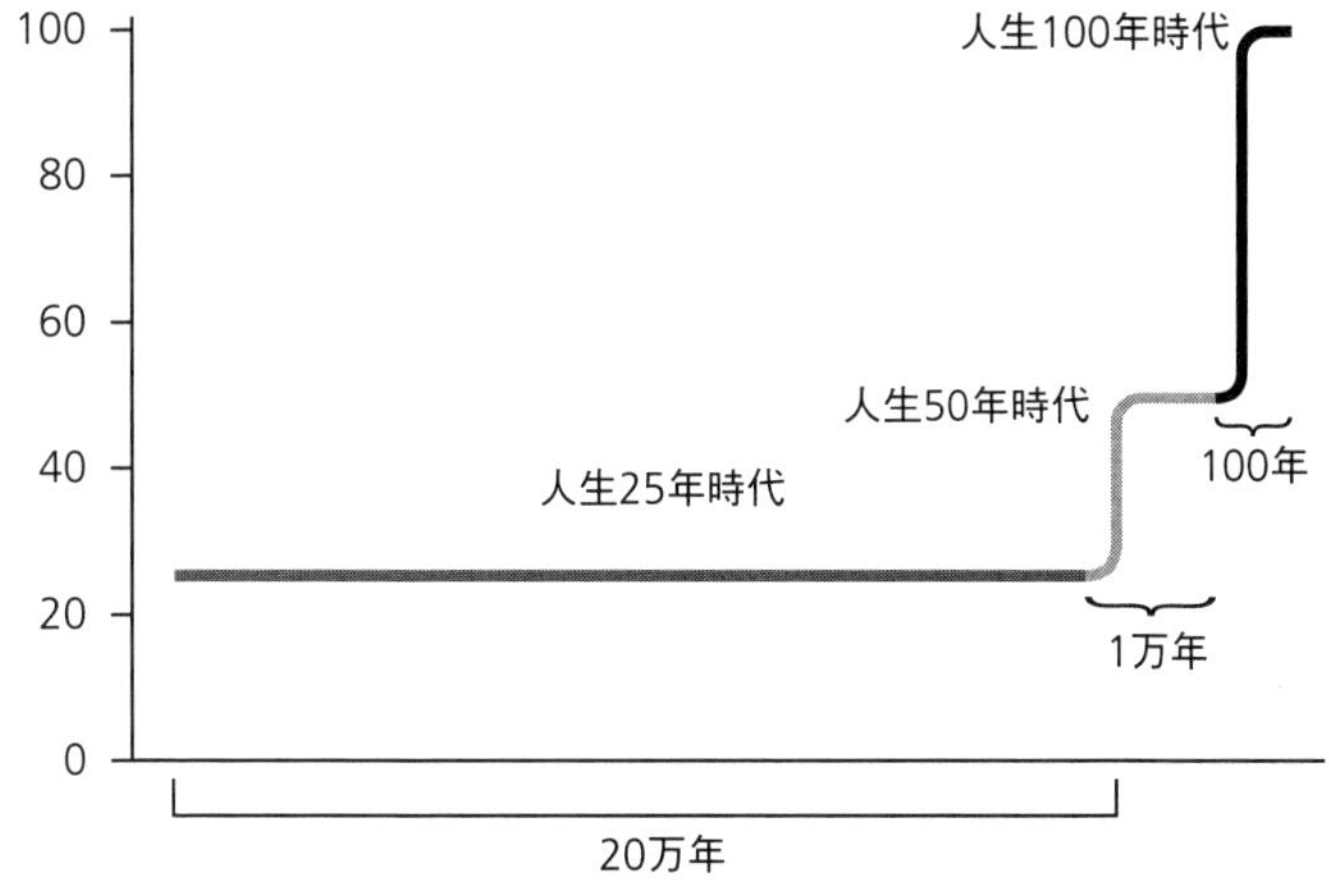

私たちの平均寿命はたった100年で2倍になった。この急激な変化は人類史上初。

それが1947年には約10年延びて、男性が50歳、女性が53歳となります。そして、その後の飛躍がめざましく、2017年の日本の平均寿命は男性が81・1歳、女性が87・3歳となりました。つまり100年間で平均寿命は約2倍になったのです。

整理するとグラフのようになり、平均寿命が25歳の期間が20万年間、50歳の期間が1万年間、そしてこの100年で、人生100歳時代を迎えようとしている。人類史から見ても、これは劇的な変化でしょう。

この急激な変化に人間の体も社会システムも対応できないのは当然です。特に現在の年金制度や医療制度については解決の糸口が見出せていません。いま、我々はそのような変化の真只中に生きているのです。

「人生ラスト10年問題」とは

人生が100年になったときに、問題となるのは「健康寿命」でしょう。健康寿命とは「特に介護を必要としないで、自立した生活ができる生存期間」を示します。

2004年のWHO保健レポートでは、日本人の健康寿命は男性で72・3歳、女性で77・7歳、全体では75・0歳で、世界第1位。2016年のデータでは男性72・1歳、女性74・8歳でした（厚生労働省発表）。

私たちが問題視すべきは、健康寿命の長さよりも平均寿命との差ではないかと思います。その期間はここ数年同じように推移していて、男性で約9年、女性で約12年です。

寝たきりにならないまでも、医療や介護のお世話になりながらの生活期間が男女共に約10年間あるという事実は、医師として考えても長いと感じられます。

この10年間には個々においても、社会全体においてもさまざまな問題が噴出します。中高年になり、親の介護を経験した人の中には、親やパートナー、そして自分の〝10年〟を意識している人もいるかもしれません。しかしあまり高齢者と関わる機会がないと、この10年に一体何が起こるのか具体的にイメージしづらい。そこで、それを掘り下げるために、それらを「人生ラスト10年問題」と定義して話を進めましょう。

なお、「人生ラスト10年問題」は日本だけでなく先進国間で共通しています。2016年のWHOのデータでアメリカ10年（男女合計）、イタリア並びにカナダ9・6年（同）、フランス並びにイギリス9・5年（同）、ドイツ9・4年（同）となっていて、その他の国々を見ても概ね6〜10年です。

ただし、その期間の過ごし方は日本と他の先進諸国では違っています。数年前のデータではありますが、ほとんどの先進諸国の人々は資産を取り崩して老後を過ごしています。それに対し、日本では高齢になるほど資産が増えていく現象が見られるのです。

諸外国では自分の資産は自分の人生で使い切るという感覚が当たり前で、実際にそのように行動しているようです。一方、定年を過ぎても貯蓄をしようという日本人特有の行動は、老後、つまり、人生ラスト10年問題に対する漠然とした不安が強いためではないかと推察できます。

実際に高齢者の診療に携わる中では、孤立した状態にあって、「せめてお金がないと不安」「人に迷惑をかけたくないからお金がいる」という感覚の人は少なくないと感じています。こうした不安や恐れは、お金があっても必ずしも解消しないのではないかと思います。限りない不安や恐れが健康を害し、人生に影響し、その人の人生ラスト10年問題をより深刻なものにするリスクも感じます。

この日本がみなの人生１００年を寿ぎ、より豊かで成熟した社会になるためには、これまでに増して人生ラスト10年問題に真正面からの取り組みがなければならないでしょう。この問題こそ、喫緊の重要課題だと思います。

そしてすでに人生ラスト10年問題を直視し、軌道修正が始まっている分野のひとつが医療です。

利用していると当たり前で、あまりそのようには思わないかもしれませんが、日本の国民皆保険や介護保険などの制度は諸外国が羨むほどに素晴らしいものです。そして医療、介護、福祉におけるこれまでの取り組みのすべてが、健康寿命を押し上げる功績をあげてきました。しかし、それは同時に平均寿命を押し上げることにもつながって、「人生ラスト10年問題」をより深刻化させてきたことも事実だったのです。

「治す医療」は誰に対してもある意味で無邪気に、できる治療をすべて行ってきました。治療を受ける人の多くが若く、元気に社会復帰することができた時代にはそれがベストチョイスと考えられて当然です。

しかし、高齢化が進む中で人によっては従来の医療が「過剰な医療」となり、その人のその後の生活の質を下げてしまうケースが出てきました。たとえば高齢であるにもかかわらず手術をして、それによって寝たきりになるなどです。医療者の多くが、数%の患者は治療によって家にも帰れず、もとの生活に戻れなくなる事実に胸を痛めてきたと思います。

そして延命治療をして生命は救われても、意識が乏しいまままたくさんの管につながれて、決して快適ではない状態になれば「むだではないか」と患者自身や家族など市民も思い始めて、平均寿命を延ばすだけの消費型の医療から卒業したいと考える人たちも増えてきました。いま、みなが少しずつ、新しい医療を求め始めているのです。

大まかに言えば、国が診療報酬のシステムを変更したり、日本老年医学会が人工栄養中止に関わる指針を出したり、人工呼吸器や透析の中止、差し控えの問題などが議論されたり、「人生会議」の開催が啓発されているのは、すべてこの〝卒業〟に関連しているでしょう。

過剰な医療を抑制しようという潮流は、納得感のある医療を提供したい、受けたいというみんなの無意識の合意から生じていると思います。

合意の背景には経済事情なども関係していると思いますが、人生ラスト10年を短く、しかも最も問題視される最後半の期間を前倒しする直接的な手段、たとえば人工呼吸器や胃瘻《いろう》など装置の適切なタイミングについて多く議論されているのは、みんなが「人生ラスト10年問題」に対する解決策を探している証ではないでしょうか。

人生ラスト10年問題の3つの節目とは

私が医師として30年ほど多くの患者さんを見てきて、人の人生のラスト10年には、3つの節目があるとわかってきました。それは**❶歩けなくなるとき**、**❷食べられなくなるとき**、**❸認知できなくなるとき**です。

❶ 歩けなくなるとき

日本整形外科学会で提唱しているロコモティブ症候群（locomotive syndrome）という用語があります。運動器官の障害によって、介護を要する状態、つまり日常生活で人や道具の助けが必要な状態、またはその一歩手前の状態になることです。

人間の運動器官は、骨、筋肉、関節などが連携して動いていますが、そのどれかが衰えてくると歩けなくなってしまいます。実はその兆候は40代から始まっていて、それらを回避、あるいは遅らせるためには、まず運動することがいちばん効果的だとされています。

私たちは普段、何気なく歩いて目的地に移動していますが、ちょっと数メートル先に行くにも、車いすや人の介助を要するようになるということは、大変不自由な状態です。立ったり、歩いたりできなくなるということは、移動して行う身の回りのことが自力でできなくなること。そこで「歩けなくなる」、これが第一の節目だと考えられます。

❷ 食べられなくなるとき

第二の節目は、口からものが食べられなくなるときです。

「歩けなくなる」に比べて、「口から食べられなくなる」はイメージしづらいかもしれません。しかし、これも誰にでも起こり得る節目で、やはり40代から老嚥《ろうえん》と言ってその兆候が始まる人もいます。老嚥の解説は別の章でするとして、高齢期に、本来なら人間にとって最適な栄養のとり方である「口から食べる」ができなくなるとはどういうことか、紹介しましょう。

食べるというのは、案外体力を使う行為で、簡単に言うと「食べるエネルギーを投資して、それ以上のエネルギーを回収する」で成立します。

ところが高齢期にはこれが成り立たなくなってしまうことが多々あるのです。

・食べるだけで疲れて時間がかかる。
・食べられない（噛めない）ものが増える。
・脂っこいものなどが苦手になる。
・飲み込みがわるくなり、むせる。
・メタボ対策で粗食にする。

こういった兆しがあると、相対的に食べる量が減り、食事が偏ります。単純に言って、食生活の質が下がり、体が弱って、さらに食べられなくなってしまう。すると病気やけがを起こしやすく、治りにくくなるのです。

念のためなぜ食べないと弱るか、一因をざっくり説明すると、人の消化管は体の中にありながら外界と接していて、口（外部）から入る異物を取り込むはたらきをするので、悪いものから体を守る免疫機能が活発なのです。そのため消化管をあまり使わないと免疫力が低下し、全身が弱ります。もともと持病があれば、さらに悪化しやすい状態になるのです。

そして風邪さえもこじらせて肺炎になるなど、最近、臨床現場で多く目にするケースです。

肺炎で入院すると、それ以上悪化させないための安全策として「絶飲食」で治療が行われる場合も多いです。点滴をしていても、それはほとんどが水分で、絶対的に栄養が足りません。消化管も使わないので、免疫力の回復もあまり望めません。

口の食べる機能（咀嚼や嚥下）は使わないことで低下しますから、口から食べて体を養う危機となります。

さらに口から食べないでいると唾液の分泌量が低下し、口の中は細菌が増殖しやすくなり、口腔ケアを怠ると誤嚥性の肺炎が発症するリスクが急増することがわかっています。[*1]

そのため肺炎とはいえ、高齢者では重症化・長期化しやすく、死に至ることが少なくありません。肺炎になる原因が肺炎球菌であれ、ウイルス感染であれ、重症化してしまいやすい。肺炎で入退院を繰り返し、亡くなることも多いです。

また脳卒中などが原因で入院した場合は、後遺症として「口から食べる」が困難になる場合もあります。

いずれにせよ入院前に「口から食べられない」兆しがなく、筋肉や栄養の備蓄がある人が急病になった場合は、「絶飲食」で治療しても、回復すれば普通の食生活に戻ることができます。しかし「口から食べられない」兆しがあって、弱っていた人は、ちょっとしたきっかけで状態が悪化し、入院しても治療も困難で、もとの生活に戻るのが大変だと言うことができます。

のちほど詳しく紹介しますが、いまは「絶飲食」を避け、栄養や食べる機能の維持・回復を同時に行う医療もあるのですが、まだすべてではありません。

先にも紹介した通り、かつては病気さえ治せば患者さんは回復し、元気に退院して行ったので、病院の中では「病気を早く治す」ことが何より優先されてきて、「食べる」や「栄養」は二の次、三の次どころか、ほとんど考えられてこなかったのです。

どのような経過によって「口から食べられない」状態になるかはさまざまですが、欧米ではこのときを重く受け止め、胃瘻（切開、内視鏡などによって、お腹から直接、胃に栄養を送ること）などを用いた栄養管理はほとんど行われないようです。具体的な死が近づいていることを知らせる節目というコンセンサスがあるのでしょう。

しかし日本では現状そのようには考えられていません。とはいえ「口から食べる」ことが大切に考えられているとも言えません。

なお、日本では高齢者に多い誤嚥性肺炎の発症を恐れるあまり、過剰に胃瘻がつくられたという指摘もあります。口から食べられなくなったとき、食べることが機能回復の最高の訓練とされますが、肺炎リスクを回避するために胃瘻に踏み切るか、肺炎のリスクを負って食べ続けるかは意見の分かれるところで、納得感のある医療が模索され続けています。

個人的な意見としては、胃瘻は絶対悪などではなく、積極的に利用すべき手段だと考えています。患者さんによっては2週間程度、鼻から入れた管で集中的に栄養ケアを行うと、全身状態が回復して、食べる機能も戻せるケースがありますが、もう少し栄養ケアに時間が必要な人の場合、経鼻ではなく胃瘻が適しています。

経鼻も胃瘻も消化管をはたらかせる「経腸栄養」という手段なので、どちらも免疫活性は望めますが、どちらかと言えば経鼻はわずらわしいものです。鼻から胃に、ずっと管が入っている状態を想像してみてください。患者さんにつらい思いをさせることになるので、私が勧めるときは「2週間だけがまんして体力を戻しましょう」などと期限を区切るようにしています。

一方、昨今は内視鏡でつけることができる胃瘻はそういった負担が少ない。胃瘻から栄養を補給しながら、食べる練習もしやすいというメリットもありますから、再び口から食べるために胃瘻が活用されるのが望ましいと考えているのです。

こういった選択はもちろん患者さんやご家族に十分な説明がなされ、人生観や希望をよく聞き、決定されなくてはいけません。ですから第二の節目である「食べられなくなる」ときというのは、「人生ラスト10年問題」を考えるうえで多くの要点を示すものと思います。

❸ 認知できなくなるとき

第三の節目は、物事がわからなくなるとき、認知症の問題です。

認知症とは、記憶、言語、知覚及び思考に関する脳の認知機能を低下させ、また、日常生活の活動を維持する能力を大きく妨げる状態を指します。認知症は正常な老化の一部ではないとされているのです。

今日、世界で4000万人を超える人々が認知症を患い、この数字が20年毎に倍になることが予測されています。そうした背景のもと、2013年には英国・ロンドンでG8（主要8か国首脳会議）会期中に初めて「G8認知症サミット」が開催されました。

G8各国、欧州委員会、WHO、OECDの代表が出席し、世界的な共通課題である認知症対策について、それぞれの取り組みを紹介すると共に、出席者による熱心な意見交換が行われたのです。

共同声明では、2025年までに治療法を見つけ出すための研究費を共同で大幅に増やすことなどが盛り込まれ、世界的な課題として認識されたわけですが、つまりまだどんな病気かよくわからず、治療法がないと確認したということで、2020年のいまも大きな変化はありません。

認知症の患者数は国によって変わっているものの、年齢別の発症率はほぼ同じです。大まかには65歳で約2％の発症率で、5年毎に倍になります。つまり65～69歳で2％、70～74歳で4％、75～79歳で8％、80～84歳で16％、85歳以上で32％。

2018年の日本人の平均寿命が男性81・3歳、女性87・3歳でしたから、国民全体の約3割が最終的に認知症を発症すると認識しておかなければならないわけです。

以上が、多くの高齢患者を診る中で捉えた人生のラスト10年の3つの節目です。

必ず❶→❷→❸の順で起こるということではなく、順番は人によってさまざまですが、「歩けなくなる」「食べられなくなる」が起きた場合、いずれ「認知できなくなる」につながることが多いので、なるべく「歩けなくなる」「食べられなくなる」を後方へ遠ざけるのが人生ラスト10年問題に対するトライアルだと考えています。

「歩けなくなる」「食べられなくなる」きっかけについては、「何となく徐々に」という場合と、「大病などでの加療」が多いと捉えています。

人生ラスト10年問題を解決するために

この2つのきっかけは、日本人の「自立度の変化パターン」(男女別)を調べた研究からも明らかです(研究は5000人の20年間にわたる追跡調査[*2])。

男性の結果から説明すると、3つのパターンに分類できます。第1のパターンは、ずっと自立した生活ができていて突然、死に至るパターンで、俗に「ピンピンコロリ」などと言われるもの。男性ではそのような人が10・9%存在していました。ここでは「ピン

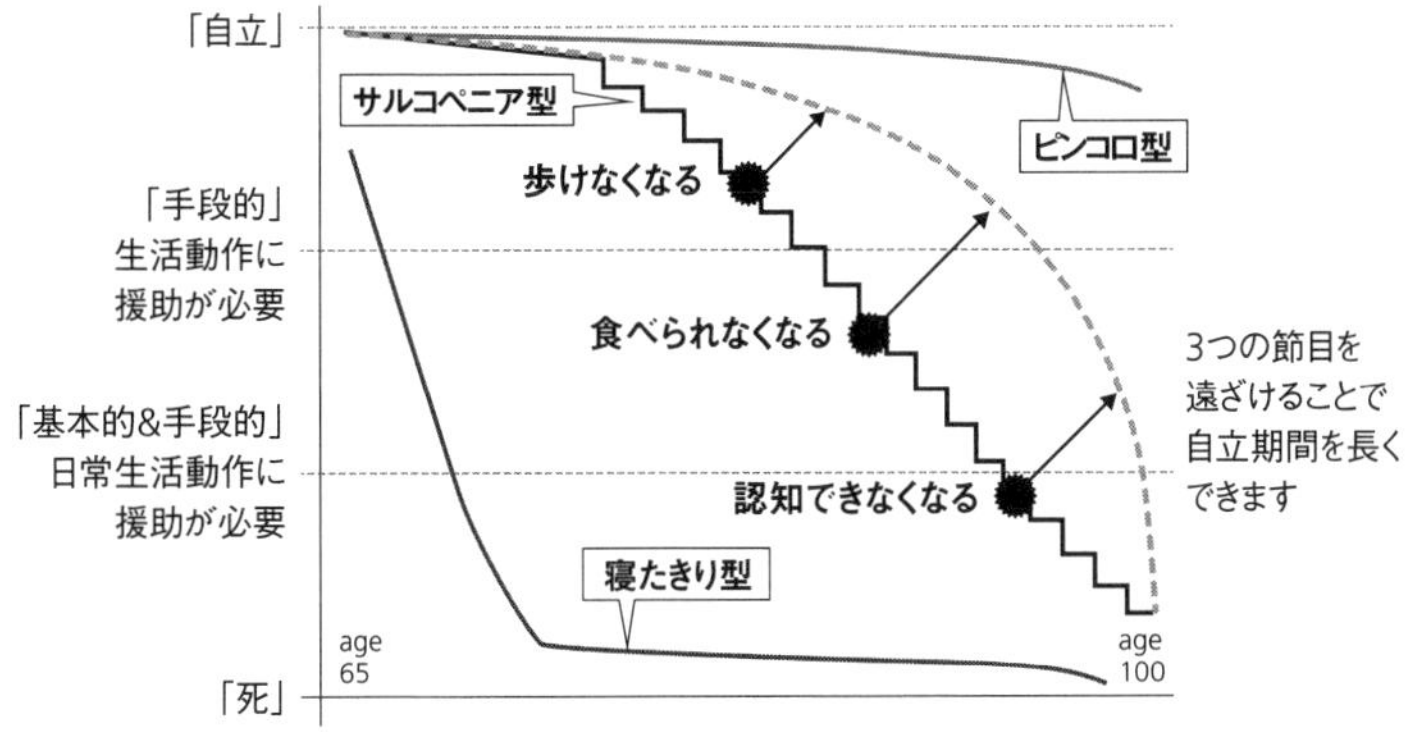

秋山弘子「長寿時代の科学と社会の構想」『科学』岩波書店、2010年を参考に作成。

コロ型」のグループと定義しておきます。

次に、年齢が進むにつれてゆるやかに自立度が落ちてくるパターンで、70・1%でした。このグループを「サルコペニア型」と命名します。

先述のきっかけで言えば「何となく徐々に」歩けなくなったり、食べられなくなってしまう人たちで、人生ラスト10年に入ると「ちょっとした段差につまずいて転び、骨折した」「風邪をこじらせて肺炎になった」といった〝若い頃にはこんなことなかったなぁ〟というようなことで病院にかかる頻度が増し、イベントのたびにだんだん弱る傾向にあります。

細かい下り階段を下りていくように変わり、75歳を過ぎる頃から下り階段の角度が急になってしまいます。

3つめのパターンは、比較的早い時期に自立度が急低下し、その後は寝たきりに近い形の低空飛行を続けるグループです。このグループは19%に認められました。これを「寝たきり型」と呼ぶことにします。

「大病などでの加療」がきっかけの場合、病気としては脳卒中などの脳血管疾患、心疾患、運動器の障害などが多いです。また「サルコペニア型」の人も、医療にかかるイベントが深刻なものだと、その時点から「寝たきり型」に移行してしまうこともあります。

続いて女性を見てみると、残念ながら、男性で見られた「ピンコロ型」は認められませんでした。まったくいない訳ではなく、統計上の有意な数になっていないだけです。私見としては女性の社会進出の遅れが原因ではないかと思います。なぜなら5章で述べますが、社会的役割や貢献度が、心身の健康に大きく影響するからです。

この研究の時点では、高齢女性で社会的役割を担っている人が少なかったのではないかと考えます。社会で活躍する女性が増えると共に「ピンコロ型」の女性が増え、やがて男性を抜く日も来るでしょう。

	ピンコロ型	サルコペニア型	寝たきり型
男性	10%	70%	20%
女性	0%	90%	10%

結果、女性は「サルコペニア型」と「寝たきり型」の2つのパターンに集約され、それぞれ87・9%、12・1%でした。概略すれば表のような比率になります。

基本的に女性のほうが生物学的には丈夫で長生きなので、突然に亡くなってしまう「ピンコロ型」や長患いの「寝たきり型」が少なくて、ある程度の自立度を保ちながらゆるやかに低下していく「サルコペニア型」が多いと言えます。

人生の最終期においては、男性で3つのグループ、女性で2つのグループに分けることができ、男女共に「サルコペニア型」が圧倒的多数を占めているのがわかります。

そこで「サルコペニア型」の分析、研究を深め、その対応策を練ることが人生ラスト10年問題の解決の鍵となります。次章からは具体的に対応策となることを紹介しましょう。

また、この「サルコペニア型」への対応こそ新たな医療分野で、「サルコペニア型」から「ピンコロ型」に移行する人を増やすことが人生100年の難問に対する医療の解だと思っています。みなさんがいざというとき適切な医療にアクセスする参考に、どのような医療かもあわせて紹介していきましょう。

＊1　Yoneyama, T., Hashimoto, K., Fukuda, H., Ishida, M., Arai, H., Sekizawa, K., Yamaya, M., and Sasaki, H.: Oral hygiene reduces respiratory infections in elderly bed-bound nursing home patients. Arch. Gerontl. Geriat., 22: 11-19, 1996.
米山武義、吉田光由、佐々木英忠、橋本賢二、三宅洋一郎、向井美恵、渡辺誠、赤川安正：「要介護高齢者に対する口腔衛生の誤嚥性肺炎予防効果に関する研究」『日歯医学会誌』20、P58－68、2001年

＊2　秋山弘子「長寿時代の科学と社会の構想」『科学』2010年1月号、岩波書店

2章　サルコペニアに備えよう

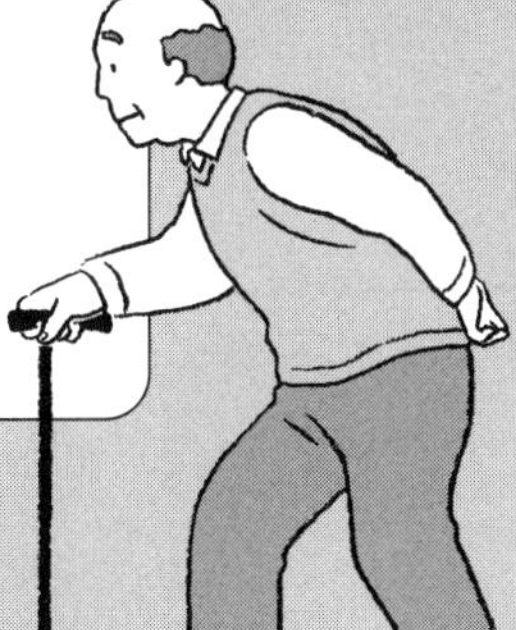

サルコペニアとは

前の章でゆっくりと自立度が落ちるグループを「サルコペニア型」と名づけましたが、このサルコペニアについて、まず理解しておきましょう。

サルコペニアとはいくつかの原因によって「筋肉量が減少し、筋力や身体機能が低下すること」で、超高齢社会では大変重要な概念になると思っています。

ラスト10年の3つの節目のうちの「歩けなくなる」を防ぐために、筋肉の絶対量は維持していきたいものですし、「食べられなくなる」にも、頭頸部において最大の筋肉である「舌」が大きく影響するので、サルコペニアを知っておくことは本当に重要です。

30年以上前にその重要性に気づき、社会に警鐘を鳴らしたのが、米国の医師・タフツ大学教授のローゼンバーグ博士でした。彼は人間にとって、特に高齢者において最も大切な臓器は筋肉であり、健康状態を反映するバロメーターだと考えたのです。

１９８９年、博士はこの考えを広めようと「加齢による筋肉量減少」を意味する用語としてサルコペニアという造語をつくりました。ギリシャ語でサルコ（sarco）は「肉・筋肉」、ペニア（penia）は「減少・消失」の意で、それらを合わせたわけです。

当初は加齢に伴う骨格筋肉量の減少そのものを意味していましたが、近年、筋肉量のみならず、徐々に起こる筋力低下、機能低下もあわせてサルコペニアと呼ぶようになってきました。

そして現在、サルコペニアの原因は２つに大別して考えられています。

「一次性サルコペニア」と呼ばれるタイプの原因は加齢です。人の筋肉は、何もケアしない場合には40歳を過ぎると年１～１・５％ずつ減っていき、70歳を超えると、20歳の頃のおよそ４割程度に減少してしまいます。

もうひとつ「二次性サルコペニア」と呼ばれるのは加齢以外の原因によるものです。寝たきり状態になることや運動不足、さまざまな疾患の影響、さらに低栄養が主因のものに分けられます。

このような分類があるとはいえ、高齢者は活動性が低下し、複数の持病があることが多く、低栄養にも陥りやすいため、両者は同時に起こりやすく、高齢者はサルコペニアになりやすいと言えます。

ただし私は、いま高齢者のサルコペニアの原因としてフォーカスすべきは「低栄養」だと考えています。低栄養が引き起こすサルコペニアは、まだ世の中だけでなく、医療者の間でさえも認識が不足しているからです。

では実際、高齢者のどれくらいにサルコペニアは起きているのでしょうか。

日本サルコペニア・フレイル学会による「サルコペニア診断ガイドライン２０１７年版」(https://minds.jcqhc.or.jp/docs/gl_pdf/G0001021/4/sarcopenia2017.pdf) によると65歳以上の高齢者のおよそ6〜12%がサルコペニアと考えられ、その割合は75歳以上になると急増するとされています。寝たきりの高齢者を含む正確なデータはないのですが、臨床医の現場感覚としては80歳以上の半数以上がサルコペニアであると考えています。

ところで、先に食べられなくなる兆候として老嚥という状態があり、早い人では40代から始まると書きましたが、老嚥とは加齢に伴って起こる飲み込み（嚥下）機能の低下のことで、その主な原因もサルコペニアです。

口の中で食べ物をまとめ、ごっくんと飲み込むのは舌など嚥下筋のはたらきなので、嚥下筋が衰えると普通に食事がとれるものの、むせやすく、口の中に食べ物が残るようになります。その状態はまだ嚥下障害とは言えないですが、その予備軍と考えられ、サルコペニアは高齢者だけの問題ではないと言えます。

ちなみに、噛む力と飲み込む力とはまったく相関しないそうです。１００歳超えの双子の姉妹で有名だったきんさん、ぎんさんは総入れ歯だったそうですが、飲み込みの力がずっと健在で食欲旺盛だったと聞いています。年齢だけでなく、個人差もある問題だということです。

サルコペニアの診断については、現在、欧米人とアジア人に分けて基準がありますが、最終的に筋肉量の測定が必要になるため、より簡便な診断法が待たれていました。そこで打ち出されたのが、51ページの「指輪っかテスト」です。

極端に手指が長かったり、短ったりする人では信憑性が薄れてしまいますが、標準的な指の長さの人であればサルコペニアの簡易診断が可能であることが確認されています。ぜひみなさんも確かめてみてください。

その他の簡易診断法としては「青信号で横断報道を渡りきれない」「階段の昇り降りに手すりが必要」「ペットボトルのキャップが開けられない」など、日常生活で気づきやすいポイントもあげられています。

なお、筋肉が減少した状態というと、痩せている人を想像しがちですが、そうとは限りません。一見、体型は普通、または太っていても、筋肉が少なく、脂肪が多ければ、サルコペニアの場合があります。指輪っかテストも、脂肪で足が太い場合には当てはまらないということになりますね。そのような肥満は「サルコペニア肥満」と呼ばれます。

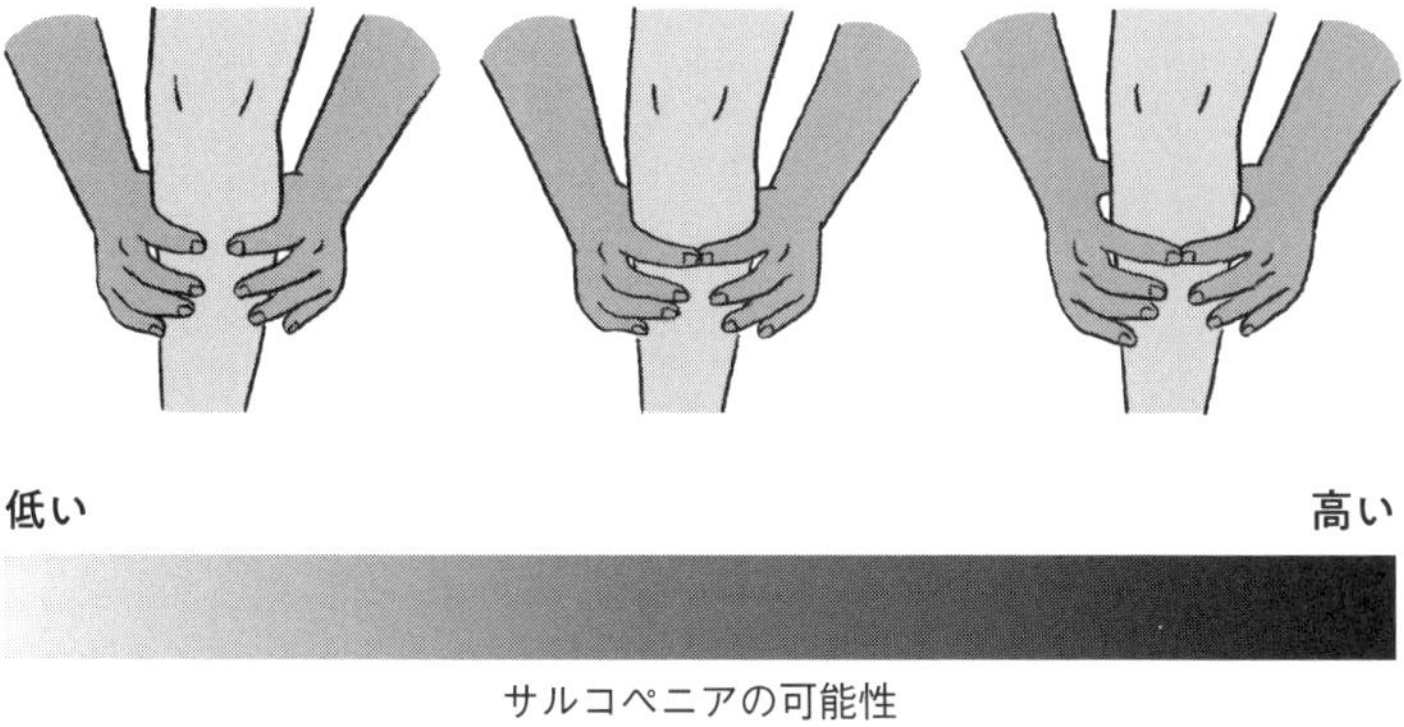

指輪っかテスト

椅子に座った状態で利き足ではない足の
ふくらはぎの太いところを両手の親指と人差し指（中指）で囲む。

指先がつかずふくらはぎを囲めない状態であれば
サルコペニアの可能性は少ないと考えられる。

指がついたり、隙間ができてしまったりする場合は
サルコペニアの可能性は高くなると考えられている。

コラム
1

ロコモ、フレイル、サルコペニアの関係

サルコペニアと共に「人生ラスト10年問題」対策や筋活と大変関係が深い2つの言葉と、サルコペニアとの関係をご紹介します。中年以降、この3つの言葉を医療者から聞く機会が増えると思うので、相関をざっくり把握しましょう。

ロコモは、正式には「ロコモティブ症候群」の略語、呼称です。運動器の障害のために移動機能の低下が生じた状態のことです。

具体的には筋肉、骨、関節、軟骨、椎間板といった運動器のいずれか、あるいは複数に障害が起こり、「立つ」「歩く」といった機能が低下している状態で、そのような患者さんを多く診ている整形外科医が問題視し、日本整形外科学会が超高齢社会への警鐘として提唱しました。

人生ラスト10年の3つの節目のうち、「歩けなくなる」に直接関係する障害です。ロコモ予防には、運動器を長持ちさせ、自分の足で歩き続けることで健康寿命を延ばそうという狙いがあります。

次にフレイルについて。高齢者の筋力や活動が低下している虚弱な状態を「フレイルティ

(Frailty)」と呼びます。フレイルティではやや長く、呼びにくいので、フレイルと呼ばれるようになったと聞いています。

簡単にいえば、フレイルは健康な状態と要介護状態の中間地点といえます。骨格筋を中心とした体の虚弱（フィジカル・フレイル）だけではなく、心や認知の虚弱（メンタル・フレイル、コグニティブ・フレイル）、そして社会性の虚弱（ソーシャル・フレイル）、口腔状態や摂食嚥下機能の虚弱（オーラル・フレイル）などがあると考えられています。

つまりフレイルは多面的で、複合的に起こる可能性もあるということです。日本では日本老年医学会が中心となって言葉の普及、予防の市民啓発などを進めています。

ロコモ、フレイル、サルコペニアが重なって生じることもあり、サルコペニアはロコモかフレイル、またはその両方を合併するか、合併するリスクが高い状態です。

ただし、ロコモやフレイルの概念は可逆性を含みます。つまり状態悪化の一途をたどるとは限らず、適切なケアにより改善できるのです。

ロコモ、フレイル、サルコペニアは超高齢社会の重要課題への対策をそれぞれの専門家が示したもので、根本的には同じ「健康寿命の延伸」をめざしています。超高齢社会の問題解決を山登りにたとえるなら、３つは同じ山の別々の斜面を登っていくようなもので、最終的にめざす頂上は同じということです。みんなで険しい山を克服していきましょう。

ある患者との出会い

私がサルコペニアの重要性を、身をもって知ったのはMさんという患者さんを診てからでした。

Mさんは63歳で胃がんになり、胃の3分の2以上の切除術を受け、手術前は80kg近くあった体重が、術後には70kgまで減ってしまいました。

手術直後の急性期はカロリーの高い点滴をしても、生命活動のエネルギーとして利用されにくいことがわかっています。体内の炎症が強いときは体が栄養を生理的に受けつけず、ただ高血糖になってしまうことが多いのです。糖は主たるエネルギー源ですが、血糖値を下げるインスリンを投与しても、エネルギー源として利用されにくいのです。

栄養ケアは炎症や熱が治ってからでないと効果がないので、手術直後、一気に体重が減るというのは珍しいことではありません。特に胃の手術では他の消化器系の手術に比べても、手術以後、食べられる食事の絶対量が減るために体重の減少が大きい場合が多いです。

それでももともとスポーツマンだったMさんは、順調な経過で退院すると、ランニングを始めました。定期的に私の外来に通院し、そのたび「走れる距離が延びた！」とうれしそうに報告してくれます。体重が減って体が軽くなったので長距離も走りやすくなったと言い、やがてハーフマラソンを完走するまでになりました。

その頃、Mさんは70歳近くになっていたはずですが「いずれフルマラソンに挑戦する」と張り切っていました。私は彼が徐々に痩せていたのが気にはなったものの、フルマラソンに挑戦しようと思うくらいなら、体力も気力も充実しているのだろうと思い込んでいました。

しかし、しばらくしてMさんが循環器科にかかっていた大きな病院で亡くなったと知らされました。急性肺炎で救急搬送され、わずか2週間で逝ってしまったそうです。はじめは耳を疑いましたが、最後の外来の姿を思い浮かべて納得しました。

死因は急性肺炎でしたが、大もとは筋肉減少による虚弱化、つまりサルコペニアが原因だったのではないかと察しがついたからです。体が弱っていて肺炎を抑えこめなかったのでしょう。そうならば、まさに身を削ってマラソンをしていたことになります。

人間は病気の状態では、栄養の貯蔵庫である筋肉を燃やして病と戦うことが多いのです。実は病気のほとんどが炎症またはけが（侵襲《しんしゅう》）であり、日本人の場合、生涯において二人に一人がかかるとされるがんも持続性の炎症状態と捉えられるようになってきています。

炎症とは細菌やウイルスが体に入ってきたときに、免疫システムがそれらと戦っている状態を指すので、がん細胞と体が常に戦っている状態と言えます。

侵襲という言葉は、あまり一般的には使われませんが、交通事故などによるけがだけでなく、手術の傷など、治療によって体にもたらされるダメージも含みます。

Mさんの場合、がん（炎症）の治療で体に侵襲が加わり、筋肉を使ってしまった。その後、栄養状態や筋肉が回復しないまま過度な運動をしていたので、サルコペニアが進行し、それと気がつかなかったのだと考えられました。

本来、健康のためにする運動ですが、高齢者の場合、栄養状態が悪い中での過度の運動は健康を害してしまうことがあるのです。この体験は、私が人生ラスト10年問題やサルコペニアの重要性を考えるきっかけになりました。

サルコペニアは防げる

高齢期にサルコペニアが進行して筋肉量が減少し、握力や下肢筋・体幹筋など全身の筋力が低下することは、健康で自由な生活の土台を揺るがします。

そうなると歩行速度が遅くなる、転倒や骨折の危険性が高まる、長時間座っているのも疲れるなど、日常生活が困難になり、医療や介護の支援の必要性が増えてしまいます。肺炎などの感染症をはじめ、高齢者がかかりやすい病気になりやすくなり、死亡率も高まります。負の連鎖が起きてしまうのです。

先ほどは人生ラスト10年の3つの節目のきっかけを「何となく徐々に」という場合と、

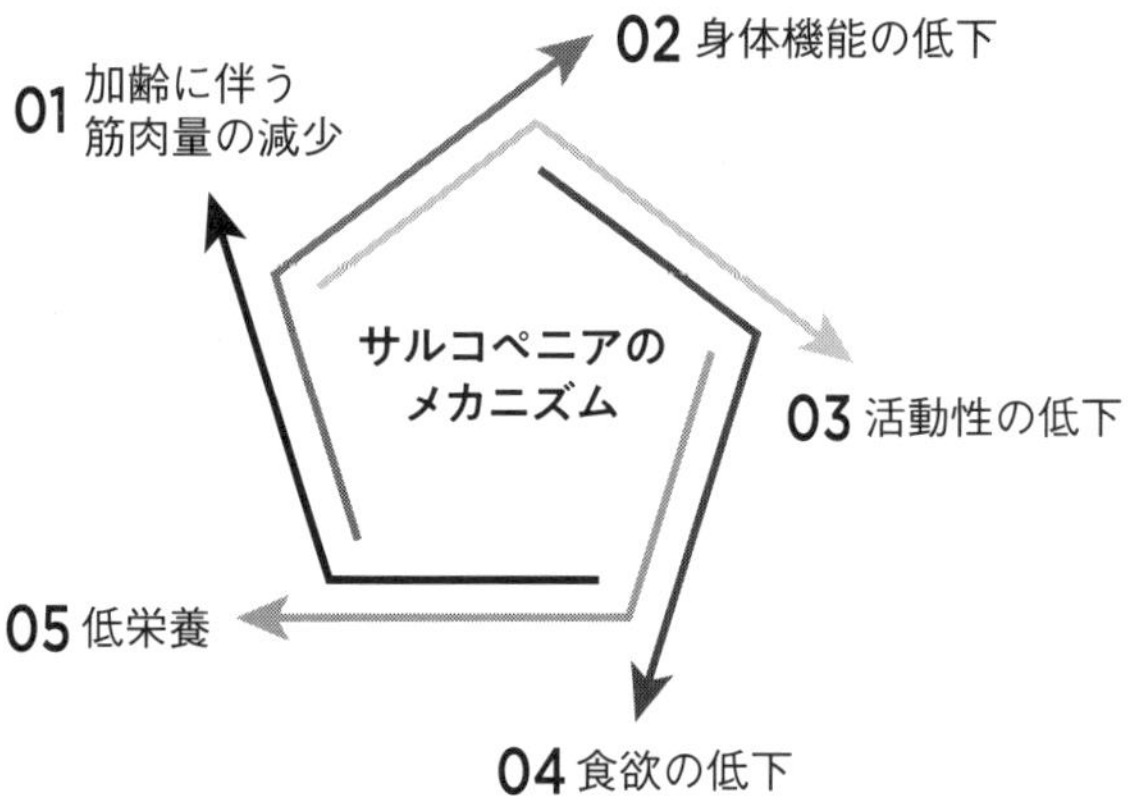

サルコペニアは進行すると負の連鎖をまねくが、早期ケアで回復・悪化予防が可能。

「大病などでの加療」の2つと述べましたが、きっかけは「サルコペニア」とまとめてしまっても言い過ぎではありません。

それほど重要なサルコペニア。しかも進行の一途をたどるものではなく、早期に適切なケアを行えば、回復も悪化予防もできるものなのに、統計上、圧倒的に「サルコペニア型」で自立度が低下する人が多かったのはなぜでしょうか。

それは従来の「治す医療」に病気の手前の「予防」の視点がなかったこと、また高齢化の過程でサルコペニアの患者が徐々に増えたのにもかかわらず、超高齢社会になるまであまり関心を持たれなかったことが一因だと思います。医療がサルコペニア予防の重要性に気づき、具体的なケアが始まり、広がってきたのは最近のことです。

サルコペニア予防の0次医療こそ、先に「人生100年の難問に対する医療の解」と述べた、これからの医療ジャンルです。

ただし、サルコペニア予防は人生ラスト10年問題のずっと手前から必要なことなので、みなさん元気なうちに、自力で始めることも大切ですね。その基本は運動と栄養です。

運動だけとか、栄養だけとかではなく、両方にはたらきかける必要があって、つまりよく動き（運動）、よく食べる（栄養）ことになります。

ただがむしゃらに運動をすればいいというわけではないことを、どうぞ忘れないでください。

運動すれば運動するほど、筋肉が減ってしまうという現象もあり、私にとって忘れ得ぬ患者、Mさんはその一例です。

Mさんのような現象は慢性的な低栄養状態で運動をした場合に誰にでも起こり得ます。それは筋肉が「運動」と「栄養」という2つの要素をもとに「合成」と「分解」という真逆の反応を同時に行っているためですが、ちょっと専門的な話になるので、あまのじゃくな筋肉の性質については62ページのコラムで解説することにして、予防に話を戻します。

サルコペニアの予防、つまり筋肉の維持には運動と栄養の両方が必要なわけですが、運動について言えば決して大変なことをしなくてもＯＫという話です。

若い頃から習慣的に運動をして筋肉総量を増やし、さまざまなスポーツにもチャレンジしてきたという人は、年齢を重ねたときも、その時々の体力に見合ったスポーツに切り換えられるかもしれません。

どんなスポーツでも筋肉量や筋力の維持に効果があるので、大いに楽しんでいただきたい。今日ではさまざまな競技でマスターズの大会が開かれているので、生涯アスリートとしての夢を追い続けることも可能でしょう。いくつになってもアスリートとしてスポーツを続け、数多くのスポーツを体験するのは、サルコペニア対策上もとても素晴らしいことです。

しかし、これは仏教用語でいう「難行道」になります。自力で修行して悟りの境地に達するようなことで、誰にでもできることではありませんし、多くの人は年を追うごとに激しいスポーツができなくなってくるでしょう。

それでも心配はいりません。激しい修行をしなくても、念仏を唱えることで、極楽往生できるという「易行道」が選べます。サルコペニア対策の易行道は「ウォーキング」。ある意味、それで十分なのです。

ただし、ただ歩けばいいというものではないので、効果的なウォーキングについて4章や巻末で紹介します。その前に、高齢者のサルコペニア予防としてフォーカスすべき栄養の問題に話を進めましょう。

コラム
2

筋肉はあまのじゃく

筋肉はどのようにしてできるのか知っておくと、効率よく筋肉を増やせます。ちょっと専門的な話になりますが、筋肉にはあまのじゃくなところがあるので、その性質を大まかでも理解しておきましょう。

私たちが増やしたい骨格筋のタンパク質合成は、血液中のアミノ酸濃度に影響されます。血液中のアミノ酸濃度が上昇すると、骨格筋タンパク質合成速度が増加しますが、反対に血液中のアミノ酸濃度が低下した場合には、骨格筋タンパク質合成速度が低下します。

たとえば安静にしている人にアミノ酸を投与すると、血液中のアミノ酸濃度は増加し、骨格筋タンパク質の合成は増加します。そしてそのとき、骨格筋タンパク質分解には変化はありません。

一方、運動後にアミノ酸を投与した場合は、運動により高まった骨格筋タンパク質合成はさらに増加し、運動により高まったタンパク質分解は抑制されます。

2つの変化を差し引きすると、タンパク質合成はタンパク質分解を大きく上回り、合成と分

	栄養＋	栄養－
運動＋	筋肉↑↑	筋肉↓
運動－	筋肉↑	筋肉↓↓

解の差（ネットバランス）は正となって、筋肉量が大幅に増える状態になるのです。

しかし、高齢者に多い慢性の低栄養状態では、運動後にアミノ酸をはじめとする栄養補給を行わないと、運動するためのエネルギーを捻出するために筋肉が分解されエネルギー源として使われてしまうことが分かっています。結果として筋肉量が低下してしまうのです。

筋肉が増加するためには、筋肉タンパク質合成と分解の差し引きの値を考えて、運動プラス栄養が大切だということです。表にしたので、ご覧ください。覚えておきたいのは「栄養なしで運動をすると筋肉は減る」ことがあるということです。

一般に運動をしていれば、筋肉は増えるだろうと考えてしまいますが、それは誤解。慢性の低栄養状態では運動をすればするほど筋肉が減ってしまうので、筋活前に栄養状態のチェックが必要で、筋活と栄養ケアを同時に行わなくてはならないと覚えておきましょう。

3章 低栄養という壁

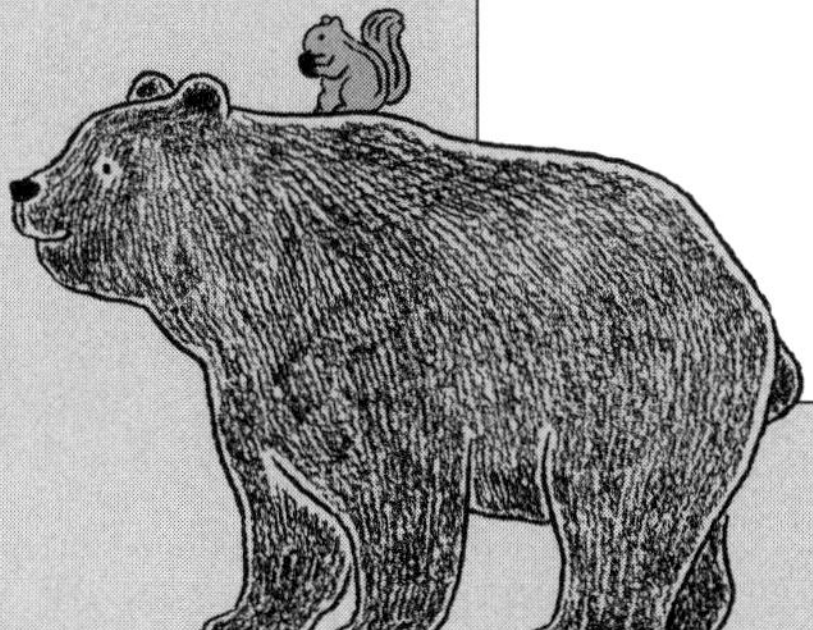

低栄養とはどんな状態？

サルコペニア予防の基本は、運動と栄養。元気高齢者を自負する患者さんなどにそう伝えると、多くの場合、「運動」には（拒否も含め）何らかの反応があるのに、「栄養」という言葉にはピンときてもらえません。なぜなら飽食の時代と言われて久しく、普通に食事がとれている人には「低栄養など関係ない」と思われてしまうからです。

しかし高齢者は普通に生活していても、知らず知らずのうちに「低栄養」となる危険性があります。

厚生労働省の「平成27年国民健康・栄養調査」によると、65歳以上の高齢者に占める低栄養の割合は16・7％で、年齢が上がるにつれ低栄養の割合が増える傾向にあり、85歳以上では29・1％、3人に1人が低栄養の状態にあるとわかっています。

超高齢社会の高齢者の半数にリスクがあるというのは大変なことで、国が抱える現代病と言ってもいいでしょう。

低栄養と聞くと、貧困によって食事が十分に食べられない状態を想像するかもしれません。そのようなケースもないとは言えませんが、経済的に問題がなくても、慢性的な低栄養に陥る高齢者が多いのです。

慢性的な低栄養は、専門的には「マラスムス型」と呼ばれ、これを放置していると徐々にサルコペニアが進み、先に述べた通り「歩けない」「食べられない」をまねき、肺炎など、高齢者がかかりやすい病気になる可能性が高くなります。

そして、いざ病気になったときには、急性の低栄養（クワシオルコル型）が上乗せになります。言わば低栄養のダブルパンチで、筋肉や臓器タンパクがみるみる減少し、急激にサルコペニアを進めさせるのです。

そうなると、侵襲を伴う治療がしづらく、治療の過程で合併症が起こるリスクが高く、生命維持がむずかしい状態になります。

人間の体はほとんどがタンパク質からできているので、タンパク質の30％を失うと死に至るとされ、実際には30％を切る前に感染症や臓器不全などの合併症が起き、多くは亡くなってしまいますから、高齢の低栄養患者の治療成績はたいへんに悪いと言えます。

私が医師になりたての30年ほど前は、いまとはまったく様子が違っていました。栄養状態のことは考えずに手術をしても、術後の合併症は起こりませんでした。以前は患者がいまほど高齢ではなかったからで、現在合併症が多いのは、明らかに患者が高齢化し、術前の栄養状態が悪いことと関係があります。

臨床の場で「この患者さんは手術に耐えられるだろうか？」と悩む機会が本当に増えました。いまでは90歳代でも一人で病院に来る人が珍しくはありません。１００歳以上の人もちらほらいらっしゃる。昨今の日本社会の高齢化は、病院内ではさらに顕著な現象として表れているのです。

超高齢社会になり、患者の多くが高齢者となったとき、治す医療に「低栄養」が立ちはだかった感がありました。病気を治す以前の問題が大きな壁になったわけです。

そしてこの壁は、人生ラスト10年の明暗を分ける壁でもあると思います。

いま日本の病院において入院加療中の患者の3〜4割に低栄養があることもわかっています。[*3]「入院中なのに栄養状態が悪いって、病院は何をしているの？」と言われそうですが、それが事実です。

入院時は栄養状態が悪かったにもかかわらず、入院加療をしていく中で低栄養が改善する場合もあれば、逆に栄養状態を考慮せずに過度の治療を積み重ねることで低栄養が増悪する場合もあります。

それらをひっくるめて入院患者の3〜4割が低栄養状態にある。そのことがようやく医療者間においても認識され始めました。つまり「栄養」という言葉にピンとこないのは患者さんだけではなく、医療者にも少なくないということです。

「高齢の低栄養患者の治療成績は悪い」と書きましたが、治療成績が悪化するとその分、医療費は多くかかります。

ヨーロッパ臨床栄養・代謝学会の発表によれば、低栄養に関連して起こる病気に対する医療費が欧州全体では19・6兆円に上ると試算されていて、栄養状態の改善でそれだけの医療費が削減できる可能性があるということになります。

ヨーロッパのデータをそのまま日本に当てはめるのは適切ではないですが、日本と欧州の人口比から試算すると、日本の低栄養関連疾患の医療費は約5兆円。日本の医療費の総額は約42兆円強なので、その8分の1は低栄養に関係する病気に使われている計算になります。

試算が当たらずといえども遠からずなら、これは相当にもったいない。栄養状態の改善にも医療費はかかりますが、コントロールがむずかしい状態の患者に対する他の治療に比べたらずっとローコストでできます。

そこで、この低栄養を改善するために、栄養サポートチーム（ＮＳＴ）による栄養療法が行われるようになってきました。医師だけではなく、看護師、管理栄養士、歯科衛生士、作業療法士、医療ソーシャルワーカーらがチームをつくり、食事やサプリメント、口腔の状態の維持など、全身の状態を診て、栄養ケアを行います。

その効果は国も認めていて、取り組みをしている病院には診療報酬上の加算がつくようになっています。日本には現在、８０００以上の病院があるのですが、２０００以上の病院でこのNST加算が算定されていて、その病院では栄養面でのチーム医療が受けられます。

なぜ低栄養になるのか

低栄養とは健康な体を維持し、生活するのに必要となる栄養素（エネルギーとタンパク質）が不足している状態です。再び臨床医の現場感覚を述べると、サルコペニアと同様、80歳以上の約半数が低栄養であると思います。サルコペニアがあれば背景に低栄養がある可能性が高いと考えられるからです。

本当に、なぜこれほど豊かな社会に暮らす高齢者が慢性的な低栄養状態にあるのでしょう。その原因は多様です。

人生ラスト10年の３つの節目のひとつ、「食べられなくなるとき」の解説（32ページ）でもいくつか紹介しましたが、そのほかに加齢に伴う身体的変化としては、

・活動が減ったり、味覚が低下したりして、食欲不振に陥りやすい。
・消化吸収や代謝の能力が低下する。
・便秘しやすくなり、食欲に影響する。

などがあり、低栄養を引き起こす原因になっています。

実際、日々の臨床現場で80歳以上の人の「食欲不振」の訴えは多いです。原因はさまざまで、本人も食べなきゃダメとわかっているのに、食が進まないようです。

このような原因で食べられなくなっている場合は、食生活に栄養学を取り入れ、一時期でも効率的に栄養をとって改善する必要があります（手っ取り早い手段について本章の最後に述べます）。

一方で、栄養学では解決できない低栄養問題も存在しています。それは社会的要因の低栄養です。

たとえば、「スーパーやコンビニなど食材を調達できる環境にない」「自分ではできなくなった調理を手伝ってくれる人がいない」、あるいは「食事を運んでくれる人がいない」など。

実際の調査でスーパーまでの距離が低栄養のリスクであることがわかっています。[*4]

また、孤食か共食かという食卓の環境も低栄養に関わることが判明しています。[*5]

生活者感覚で言うと、家族や仲間と和気あいあいと食事をとるほうが食欲は増し、消化吸収もいいと思えます。一概には言えませんが、臨床現場で独居の高齢者から孤立と不安の訴えが少なくないので、そのような場合、食欲低下や低栄養は無関係ではないと考えられます。

さらに医療情報が間違って伝えられているという問題もあります。

主に、メタボリック症候群で示された「肥満イコール不健康」というイメージが、高齢者の低栄養問題に暗い影を落としているのです。

確かに、70歳ぐらいまでは肥満が心筋梗塞や脳卒中のリスクを上げ、血圧のコントロールやコレステロール値の是正が必要です。

しかし、全世界的に見て「やや小太り」が長生きであることが判明しています。[*6]

個人差があるためきっちり何歳からとは言えませんが、私は、たとえば75歳まで心筋梗塞や脳卒中の既往のない人は、それ以後は考え方を変え、やや肥満気味をめざしたほうが最晩年期を健康で過ごせると見ています。

75歳以上の後期高齢者においては特に、メタボ対策を理由に大切な食欲を封じてはいけません。むしろ高齢者の「食欲旺盛」は健康のバロメーターのひとつと注目し、讃え、周囲が支えなくては。

こうした社会的な意味での食環境の問題は、先の栄養学での解決は望めません。食を生活の中で捉えて、低栄養のリスクを軽減させる総合的な解決策が必要になります。

そこで栄養療法を提唱して、栄養サポートチームをさきがけて導入し、全国の病院に普及させた東口高志先生（藤田医科大学医学部教授）は「社会栄養学」を提唱し、病院の外（地域）の高齢者の低栄養問題を分析して、解決を図ろうとしています。私も参画している、東口先生ら多数の医療者の、地域栄養ケアの普及活動については5章で紹介します。

低栄養の診断と目安

現在、低栄養の測定にＢＭＩ（Body Mass Index）という体格指数が使われるようになっています。ＢＭＩは以下の式で算出できます。インターネットで、「ＢＭＩ」を検索すると、体重などを入力すれば自動的に計算してくれるサイトもあります。

ＢＭＩ＝体重〈ｋｇ〉÷（身長〈ｍ〉×身長〈ｍ〉）

年齢	目標とするBMIの範囲
18 ～ 49歳	18.5 ～ 24.9
50 ～ 64歳	20.0 ～ 24.9
65歳以上	21.5 ～ 24.9

日本人の食事摂取基準2020年版（厚生労働省）

もともとは肥満度を見るために用いられ、高値であることが問題視されていたのですが、近年、低値の場合のリスクが重視されるようになってきました。

一般的にはＢＭＩ22が理想体型と考えられていますが、その死亡率は決して低くありません。死亡率だけ見るとＢＭＩ35以上の高度肥満の死亡率と同等です。

最も死亡率が低いのは、アジア人のデータではＢＭＩ24ぐらいで、ぽっちゃり型。やや太めの状態です。

国が示すＢＭＩの目標値は上の表の通りですが、低栄養予防の視点を加味すると高齢者は年齢別の範囲の「高めの位置」をキープするのが健康的です。男女差はありません。

ＢＭＩについてもうひとつ重要なことは、ＢＭＩ18・5未満の低栄養の人の死亡率がとても高いということです。次ページのグラフが示す通り高度肥満（ＢＭＩ35以上）の比で

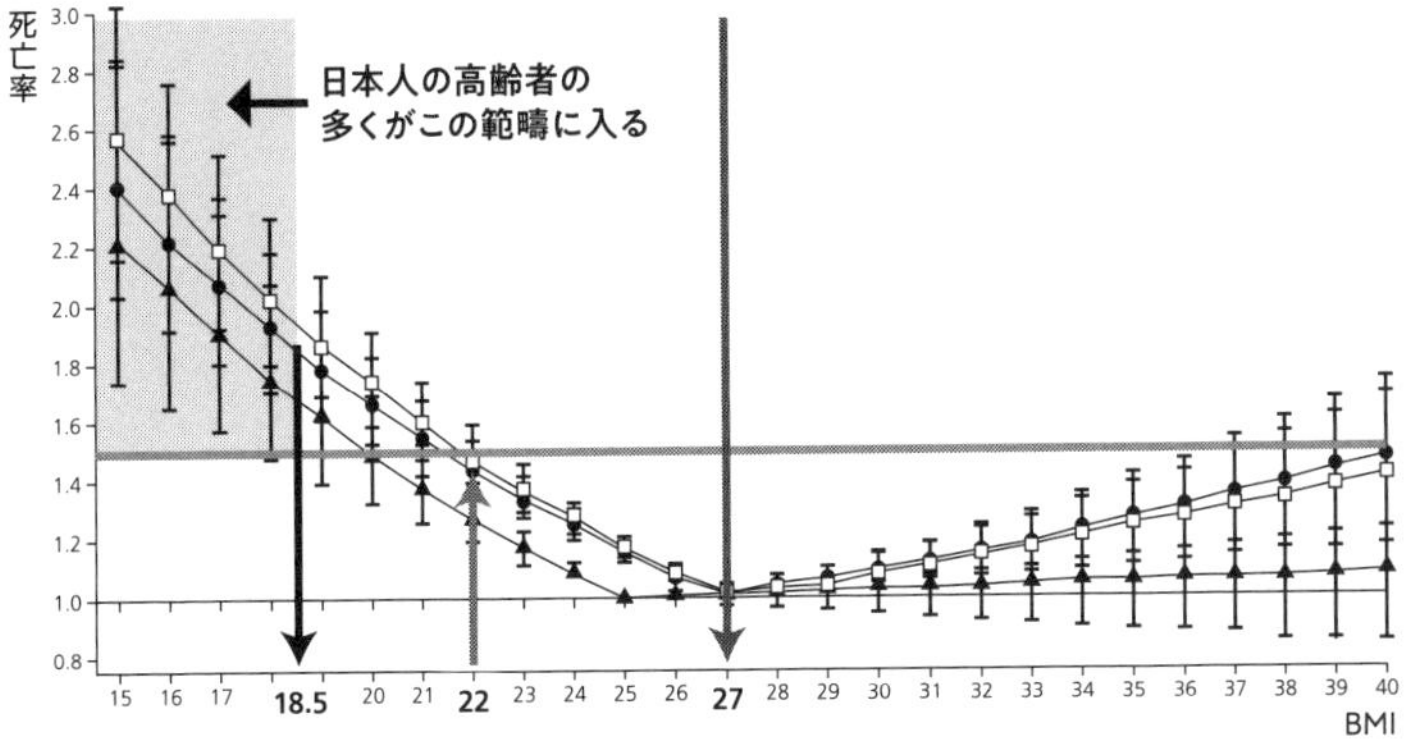

低栄養チェックはBMIで！ AI Shin et al. Arch Int. Med 2007, 167, 774-780

はありません。この事実にＷＨＯも注目し、人種や国を超えて低栄養は健康上の高リスクになると警鐘を鳴らしています。

私たちは前ページの表の年齢別の範囲を下回らないことが大切で、高齢者の場合は、周囲も気にかける必要があります。

関節の痛みや認知症など、実に多様な原因から食欲不振が容易に起こると考え、こまめに体重をチェックし、ＢＭＩの数値を把握しましょう。

低栄養と褥瘡の問題

栄養というのはどういうものかよくわからせてくれるのが、俗に「床ずれ」と呼ばれる褥瘡《じょくそう》と低栄養の関係です。高齢になってからの入院や在宅療養などでよく問題になることなのですが、一般的にはあまり情報がないので紹介しましょう。

褥瘡とは、寝たきり状態の人の尾骶骨《びていこつ》の上、仙骨と呼ばれる場所に多く発症する皮膚のただれや傷です。

寝たきりになってしまうと多くの場合、食事もあまりとれなくなり、痩せてきます。すると仙骨の突出が目立つようになって、その部分は尻などとは違って皮下脂肪が薄いので、寝床と突出した骨に挟まれた皮膚が圧迫を受け、血の巡りが悪くなって変性し、壊死《えし》して褥瘡に進んでしまいます。

長らく病院では「床ずれは看護の恥」と認識されていて、衛生面や体位変換など看護領域の管理が不十分なときに発症すると考えられてきました。オムツをあてている患者の皮膚の汚れや、オムツの素材の肌刺激などで悪化することがあるからです。

しかし現在では、原因はそれだけではないと認識が改まっています。

特に低栄養の影響が大きいことがわかり、低栄養にいくつかの原因が重なった結果として褥瘡が現れると考えられるようになってきました。実は、私にとってこの褥瘡は専門分野なので、経験からその発症に低栄養が大きく関わっていることを日々実感しています。

ある患者さんのエピソードを紹介しましょう。

90歳の男性Aさんは、70歳のとき脳卒中発症をきっかけに車いす生活となり、5年前から寝たきりになっていました。自宅で療養生活を送っていましたが、介護をされていた夫人も高齢で、家庭での介護は十分とは言えない状態が続いていたようです。

夫人は仙骨部の床ずれに気づいてはいたものの、訪問診療の内科の先生に傷のことは相談できないと思っていたようです。

ある日、私の勤める病院に39度を超える発熱でAさんが、救急搬送されたときには、仙骨部だけでなく左右の大腿骨のつけ根（外側）、肋骨部にも複数の褥瘡が認められました。

多発性の褥瘡で起こった細菌感染から敗血症（感染による全身衰弱）となっていたのです。体重も30kgしかなく、BMIは18・5を下回っていて、口から食べる力も失われていました。そのままだと多臓器不全で亡くなってしまう可能性もある重篤な状態だったのです。

このようなときは速やかに褥瘡の傷の壊死部分を除去し、抗菌薬の点滴治療を行い、鼻から胃にチューブを挿入して1～2週間、栄養剤による栄養管理を行います。

感染が治まり、栄養状態が改善してくると、口から食べられるようになります。実際、Aさんも2週間で鼻のチューブが抜去でき、介助が必要ながら口から食べられるようになりました。笑顔も見られるようになり、何につけ「ありがとう」と感謝の気持ちを口にされるAさんは病棟の人気者となりました。そして約半年後、褥瘡が完治し、退院したのです。

ところが3カ月後のある日、Aさんは仙骨部の褥瘡の再発で再入院となってしまいました。

このAさんのエピソードは2つの大切なことを教えてくれます。

ひとつは栄養と傷の関係。なぜ褥瘡が治るまで半年も要したかというと、そもそも褥瘡ができた背景に深刻な低栄養があり、言わば飢餓の状態にあったAさんの場合、最善の栄養管理をしても、栄養がまず生命維持に使われ、なかなか傷の修復にはまわらないためです。

イメージしていただきやすいようにたとえ話で解説しましょう。

寄木でつくった樽があり、水が満たされているとします。寄木のパーツひとつひとつがさまざまな栄養素で、満ちた水が生命の維持に最低限必要な栄養の総量というイメージです。

もしもひとつでもパーツが外れると、水はどっとこぼれてしまいます。これが低栄養の状態です。外れたパーツを埋めるように足りない栄養素を補給しても、こぼれた水はもとに戻りません。樽いっぱいの水に戻すには、それこそ薄紙を重ねるように、バランスよく栄養を補充し、満ちるのを待たなくてはならない。その間も常に栄養は消費されているので時間がかかり、概ね3～4週間は必要です。

そして傷を治す栄養は別に必要になります。樽が満ちた後、余るようになったときから傷の回復に使われるのです。

入院したときのAさんは低栄養のダブルパンチ状態でしたから、生命維持に必要な栄養を満たして、さらに傷を治す栄養管理をしたので半年もかかりました。時間がかかるのはAさんに限ったことではなく、低栄養の高齢者の治療ではよくあることです。

もうひとつの大切なこととは、そもそも褥瘡が低栄養の結果として起きていたので、治って家に帰っても、家庭生活の「低栄養になってしまう環境」を何とかしない限り、再発は免れなかったということです。

家庭でも栄養が十分にとれるようにケアが必要でしたし、体の衛生を保ったり、体位を変えたり、排泄の介助をしたり、高齢の夫人にはままならないケアのサポートもする、褥瘡発生の原因の除去（または介護サービスなどとの調整）が必要でした。

最初の入院当時、私たちは治療の対象となる傷や体のことばかり診ていたと反省したのです。病院の外で起きている低栄養問題にも対処しなければ同じことの繰り返しになると痛感しました。

Aさんの入退院はもう10年以上も前の話で、いまでは当時より包括的なケアができる体制が整い、8年前からは褥瘡専門外来も設けています。しかし褥瘡がある人を病院に連れて来るのは大変なことなのです。できれば軽度のうちに医療介入できるとよいのですが、その機会は少ないのが現実です。だからこそ褥瘡と低栄養の関係について、患者さんやご家族などに予備知識を持っていただきたいと願っています。

一方、がんの場合も、進行に伴って食欲が落ち、末期には体重が極端に減ってしまうことが多くなり、低栄養から死亡につながることが多く見られます。

先述の東口先生がその著書『「がん」では死なない「がん患者」』（光文社新書）で指

摘している通り、がん患者は栄養状態が悪化し、免疫力が低下していく中で、肺炎などの感染症で亡くなってしまいます。感染症を引き起こした原因ががんになったことなので、死因はがんに分類されますが、純粋ながんによる死とはならないことが多い。それが死亡統計では見えない事実です。

生命を守るには体重減少をまねく低栄養を回避することが重要です。体タンパク、あるいは除脂肪体重の減少を食い止めることが死亡リスクの軽減に直結するので、病院では栄養療法が不可欠です。そして何より、家庭（地域）で慢性的な低栄養を起こさない生活が大切です。

低栄養を予防するには

私たちの体を構成する成分は食べたもので刻一刻と入れ替わっているので、本当に食事には注意が必要です。

入れ替わりとはつまり代謝のことで、米国の生化学者・シェーンハイマー博士が1930年代に行った実験で、食事と代謝、排泄によって体を構成するあらゆる構成要素が「入っては出ていく」を繰り返していることが明らかにされました。

全体の半分の成分が入れ替わる時間を半減期と言い、近年の研究で肝臓は約2週間、赤血球は約120日、筋肉は約180日であると確認されています。するといまの私と1年後の私はその構成成分がすべて入れ替わっていることになります。

私たちはいまと1年後では、厳密にはまったく同じではないのですね。ちょっと不思議な気分でもあります。

それはさておき、特に高齢者は低栄養を予防するために、食事には十分に気を遣っていただきたいと思います。

1日3食、規則正しく食べることで、生活も活発になり、空腹感を感じるようにもなるでしょう。そんな正の連鎖のリズムを、ぜひ整えてください。

偏食しないように、バランスよく食べることが基本となり、バランスをとるには「多様に食べる」が欠かせません。特に体をつくるもととなり、筋肉量の維持に大切なタンパク質を意識して「若いときと同じように」か、それ以上にとりましょう。

このとき、牛ヒレ肉100gはタンパク質100gではないので、要注意！

牛ヒレ肉100gのタンパク質は21gです。肉の部位にもよりますが、全重量の約20%程度がタンパク質であると考えておけばよく、たんぱく質を60gとるなら牛ヒレ肉だけでは300gも食べなければならなくなって、少し負担かもしれません。そこで魚、卵、豆類、豆腐などと組み合わせて、楽しく、おいしく食べていきましょう。

1日に必要なタンパク質摂取量は、成人・高齢者・小児などの年齢でも性別でも変わりはないのですが、それは必要最小限の話です。高齢者は筋肉がつきにくいので、若い人よりも体重あたりの量は多く摂らなければなりません。現実的には体重当たり1g以上を目安に摂取してください。若い人と仮に同じ体重であれば、牛乳300ccまたは卵1個半を余計に摂ってください。

そして「食欲不振」「食事の偏り」などがあり、自分にとってどんな栄養が必要かよくわからない場合や、効率よく栄養をとりたいと考えるときは、「栄養学」を暮らしに活かしましょう。

栄養学や医学の進歩は、高齢期に起こる身体的変化のマイナスを補って、低栄養を改善する手立てを次々に開発しています。健康な人がより健康になるための「食事栄養学」、病人の早期治療・回復を支える「臨床栄養学」が加速度的に進歩しているのです。

たとえば、いまは栄養学に基づいたさまざまな高機能食品があり、ドラッグストアなどでも扱われています。食形態もいろいろあるので、食べる口の機能が多少落ちても、栄養を維持・改善する食事がとれるようになっています。また便秘や食欲の改善には、腸内細菌研究の飛躍的進歩によって生み出された薬剤や機能性食品などが比較的安価で手に入ります。

食欲が落ちているときだけでも、そのような食品を利用して栄養を補給し、食欲や活動を回復させるのがいいのです。手っ取り早いのは、近所のドラッグストアで管理栄養士がいる店を探すこと。管理栄養士にアドバイスをもらって食品が選べるとベストで、なかよくなって、継続的に栄養情報がもらえたら理想的です。

高機能食品を見つけるにはドラッグストアで「スマイルケア食って、置いていますか？栄養士さん、います？」と聞いてみるのもいいかもしれません。「スマイルケア食」は農林水産省が普及推進する取り組みで、咀嚼や飲み込みがむずかしい人が適した食品を選びやすいようにマーク表示されるものです。低栄養予防には「青マーク」が表示されています。ちなみに、噛むことに問題がある場合には「黄マーク」、飲み込みに問題がある場合には「赤マーク」が表示されています。店員さんがピンときていなければ、「高齢者の虚弱（フレイル）やサルコペニア予防にいい食品はありますか？」と尋ねましょう。

もしくはかかりつけの病院のいずれかに「栄養相談室」「栄養相談コーナー」がないか、地域に「栄養ケア・ステーション」という名称の事業所がないか探すのも一手です。全国の栄養ケア・ステーションは日本栄養士会のウェブサイトに案内もあります。

5章で述べるWAVES Japanという地域で栄養問題を解決しようとする団体でも日常的な栄養相談ができるベースを設置しようと準備しています。

栄養ケアがより身近なものになるよう、私たち医療者もケアの普及に努めていくので、ぜひ活用していただきたいと思います。

＊3　東口高志『ＮＳＴが病院を変えた！』医学芸術社、２００３年
＊4　杉田聡『買物難民』大月書店、２００８年
＊5　岩間信之・浅川達人・田中耕市・駒木伸比古「高齢者の健康的な食生活維持に対する阻害要因の分析——ＧＩＳおよびマルチレベル分析を用いたフードデザート問題の検討」『フードシステム研究』22（2）、２０１５年
＊6　Al Snih S, Ottenbacher KJ, Markides KS. et al : The Effect of Obesity on Disability vs Mortality in Older Americans. Arch Intern Med. 2007; 167 774-780、大櫛陽一『メタボの罠』角川ＳＳＣ新書、２００７年

4章　筋肉はみんなの資産

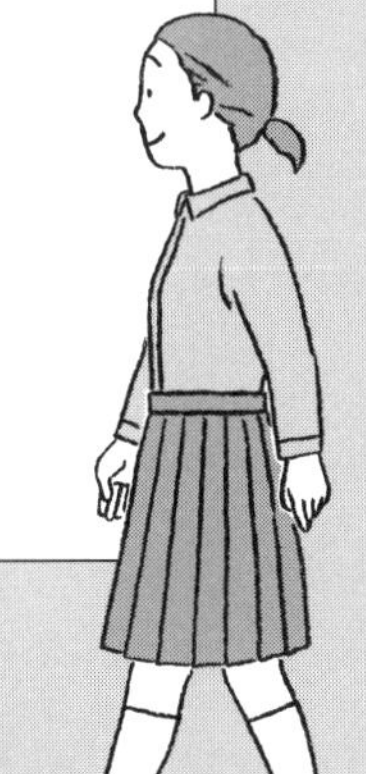

健康習慣の王道

ここまで人生ラスト10年問題の核としてサルコペニアや低栄養のリスクについて述べてきました。ここでは「運動」と、その運動によって蓄えたい「筋肉」の大切さについて述べます。

最近は「筋肉は裏切らない」などという言葉が流行するぐらいですから、重々承知という人も少なくないかもしれませんが、そのような人もぜひおさらいのつもりで読んでみてください。

筋肉には体を支える、体を動かす、エネルギーを蓄えるという3つの機能があります。まさに健康な暮らしの土台と言える、高機能ぶりです。

その筋肉を鍛えることを意識しながら、効果的な運動をして、さらにそれを習慣化すると、人生ラスト10年問題の関門、「歩けなくなる」や「食べられなくなる」を遠ざけることができます。

最近では「婚活」とか「朝活」とか、いろいろな活動を強調して「活」という言葉が使われるので、筋肉を蓄える活動をここでは「筋活」と呼びましょう。

どの世代にとっても筋活は重要であるものの、高齢者では特に重要です。75歳以上になるとサルコペニアになる確率が急激に上がるので、その前に、なるべく若いときから筋活を意識した生活をするのが理想的。それには筋活を、あまりむずかしく考えないことが大切でしょう。

日常生活の中で行えることがたくさんあるので、無理なくできることを積み重ねるようにしましょう。私自身は次のようなことを実践しています。

・なるべく車に乗らずに歩く。
（家族には少々迷惑をかけるが、意を決し、車を手放しました）
・エスカレーターを使わず、階段を利用する。

（そのとき1段ずつより、1段飛ばしで昇ると効果が高い！）

・できるだけ踵から着地して階段を昇る。

（膝をより高く引き上げなければならず、大腰筋が鍛えられる！）

実は高校時代は陸上部だったので、少しは運動をするのに慣れていると自負しているのです。とはいえ、いまはさほど運動の機会を持たない、ザ・中年。あきらめず、コツコツやることを大事にしなくてはいけないと思っています。

みなさんもどうぞ自分なりの運動習慣を身につけてください。

ところで、2章の最後で触れた通り、筋肉を維持するには、歩くのが手っ取り早く、誰でも手軽にできる運動なのですが、ただ歩けばいいだけではないので、本書では工夫の仕方をご紹介します。

題して「メディカルウォーキング」。2013年から毎月、私は同じ病院に勤める理学療法士と共に「メディカルウォーキング倶楽部」を開催しています。

まずはその概要からお伝えしましょう。

メディカルウォーキングとは

より効果的なウォーキングを実践し、続けていくために、メディカルウォーキング倶楽部のプログラムを工夫しています。

メンバーは70~80歳代を中心とする概ね20人程度。病院に掲示したポスターを見て、参加したい人が自由にやって来ます。

集まると、まずちょっと勉強します。健康づくりに役立つ、医学的に根拠がある情報を共有する時間で、これは筋活など健康づくりのモチベーションを保ち続けるために大切な時間です。

健康情報はいまやあふれていますが、玉石混淆ですし、めまぐるしいスピードで更新されているので、「鮮度のいい確かな情報」を学ぶという意味でも大事な30分になっています。

講義の後、準備運動をして、日本ウォーキング協会の指導を参考に、医学的に効果があるとされている実践法をリミックスしたインターバル速歩（ノウハウは116ページ）を行います。

1周、頑張って速く歩いて3分ぐらいのコースを各自「自分なりの速歩」で歩き、次に同じコースをゆっくり歩く。これを2セットやるので、概ね30分弱で終了です。その後、クールダウンをかねてタンパク質のもとになるアミノ酸がとれる高機能ドリンクなどを飲みながら、フラットにおしゃべりをして解散します。

ポイントとしては「自分なりの速歩」のタイムをとり続けていること。みんなが自分との競争心にめざめやすいデザインです。

実は、メンバー世代が歩くスピードを維持・改善するには倶楽部開催日以外の活動や運動が欠かせません。つまり生活の中で自主練ができているということですね。みんなそれを体で知っているので、自己ベストが更新できるととてもうれしくなります。

青空の下を歩くのは多幸感があり、顔見知りや話し相手が増えることもあって、継続して参加してくれる人がほとんどです。もちろん高齢の人が多いので卒業していく人もいますが、新しい参加者が入って、ちょうどいいサイズのコミュニティを保っています。

いろんな人がいて、楽しいコミュニティです。

Yさん（70代男性）は腰痛がひどく、最初は講義に興味があったものの、歩くことには消極的でした。しかし2度、3度連続で自己ベストを更新すると、すっかり様子が変わりました。「自己ベスト更新」がゆるい運動目標となり、普段、体を動かす機会を意識的に増やしているうちに、歩くのが楽しくなったと話していました。

いつしか腰痛も改善し、運動習慣が定着した頃、さらなる自己ベスト更新はむずかしいレベルにまでタイムを上げていたのですが、それでも倶楽部を楽しみに通ってくれます。筋活意欲満々で、楽しそうに歩くので、倶楽部のムードメーカーになりました。

Kさん（80代女性）は健康意識がとても高い人で、どうやら「メディカル」と冠しているることに興味を持ち、参加してくれたようでした。ある日、雑談している中で「もう何年もお肉はいただいていません」と自慢気に話されたので、サルコペニアと低栄養についてお話ししました。

高齢になると粗食でいいと考えている人は少なくありません。Kさんは粗食が体にいいと思っていたうえ、脂っこい料理を受けつけなくなっていたようでしたから、高機能食品の利用などをアドバイスしたところ、自宅に近いドラッグストアの薬剤師に相談して適したものを選び、食生活に取り入れたようです。メディカルウォーキングも続け、ずっと細身の体型は変わりませんが、筋肉が増えたせいか体重は若干増えたと話していました。

Nさん（70代男性）はユニークです。講義の間は寝ているし、インターバルトレーニングの間も、おしゃべりタイムも誰とも話しません。気配を消そうとしているようにも見えます。でも必ず参加してくれる。途中で帰ってしまうこともない。足を運ぶ理由が何かはわかりませんが、何かあるのでしょう。NさんがそのようでもみんなMな構わないので、それで居心地がいいのかもしれません。

メンバー約20名それぞれ、ゆるいつながりはあるものの、自由です。いきいき歩き、筋活しながら、互いに（私たちスタッフも）いい影響を与え合っていると思います。

運営側の我々はこの場でできたつながりが、先に述べた社会的要因の低栄養を予防するような機会になることや、ほどよいサイズのコミュニティがほかにいくつもできるためのモデルとなることを期待しています。

こうしたことを紹介したのは、このような筋活の機会は友人などと数人でつくることも可能だと思うからです。講義は本やテレビの健康番組などで代用できなくはないし、仲間同士、闘病体験や介護経験をシェアするのも勉強になるでしょう。

身近な医療者を捕まえるのも手ですが、コミュニティ活動をしている人たちの間で医者は偉そうにしているばかりで、扱いづらいと定評があるようですね。最近はそんな人ばかりではないと思うのですが、心配なら最初に「偉ぶるのはＮＧ」と釘を刺しておくといいかもしれません。

また、場づくりをしないまでも、探せば住いのある地域の行政や病院などが似たような催しをしている可能性もあります。あったらラッキー。ラクに、楽しく筋活できる機会を見つけて、続けることが大切です。

筋活など健康づくりは一人で行うより、仲間と一緒に行うほうが継続しやすいとされますので、[*7]ぜひ参考にしていただければと思います。

「歩くこと」と筋肉の関係は？

ところで、メディカルウォーキング倶楽部を始めて数年が過ぎたあるとき、メンバーに徐々に訪れる変化に気づきました。それは歩幅の変化です。

定期的なウォーキングを続けていても、加齢によるサルコペニアの筋力低下の影響を受け、歩き方には変化が生じることが多いのです。特に大腰筋の衰えは太腿を持ち上げにくくします。前傾になり、体の軸がぶれてふらつくようになると、速度が落ちると共に歩幅が短くなります。

ウォーキングの専門家は腕振りの状態、体のぶれ、足送りの悪さ、着足の安定感など、別の要素を指摘するかもしれませんが、私はそれらすべてを含めて現れる変化として「歩幅」を重視しています。

そこで、徐々に進行するサルコペニアの状態を歩幅によってステージ分類してみました。

みなさんにも確認していただきたいのですが、速歩で歩いてみて、イチ・ニ・サン歩で静止し、そのときの前足の踵と後ろ足のつま先との間隔が自分の足サイズの何歩分あるのかを見てください。

1・5足以上あるなら問題はありません。ステージ0です。1〜1・5足ならステージ1、0・5〜1足ならステージ2、0〜0・5足ならステージ3としました。

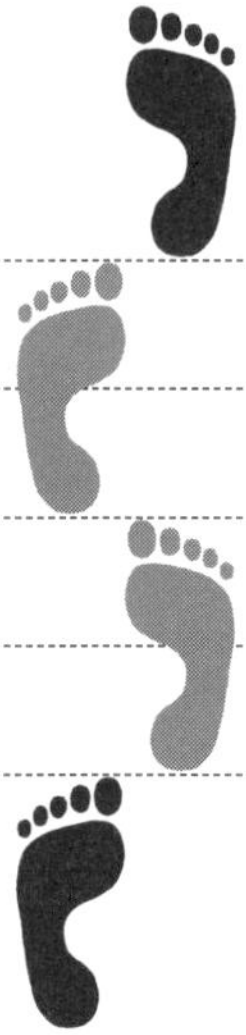

ステージ1	歩幅 1.5足以上
ステージ2	1 ～ 1.5足
ステージ3	0.5 ～ 1足
ステージ4	0 ～ 0.5足
ステージ5	0足未満

サルコペニアの状態を知る目安となるのは歩幅。
歩幅を維持・改善する筋活を!

0足未満というのは、前足と後ろ足が横から見たときに重なっている状態です。マイナスという表現が適切かどうかはわかりませんが、たとえば前足のつま先が後ろ足のつま先の半歩だけ前にある場合、マイナス0・5足と考えます。そんな0足未満の歩幅の状態をステージ4と定義します。

ステージ4の状態が進行してくると、少しも足を前に踏み出せません、立っているだけの状態となり、やがて立つこともできない状態になってしまうのです。

健康な人にはイメージしづらいかもしれませんが、高齢者医療に携わる身としては決して珍しいことではない状態です。

サルコペニアは不可逆な状態ではないと考えられます。意識して筋活することで以前の状態に戻ることができるものです。この歩幅によるステージ分類も目安であって、意識して歩幅を広げる努力をすることで、状態が改善することがあり、たとえばステージ3の人がステージ2に戻ることが可能です。

117ページで紹介する大腰筋を使った歩き方が歩幅の維持・改善に有効。ただし、歩幅を重視するあまり、足送りに倍の時間がかかってしまうのでは効果は望めません。ステージ1〜3の人は、足送りの速さを落とさずに歩幅を広げていきましょう。ステージ4の人は理学療法士など専門家のサポートを受けながらリハビリ筋活を行うのが安全です。

なお、ウォーキングと言うと、「1日1万歩、歩けばいいんでしょ?」という反応が返ってくることが多々あります。しかし歩く量に比例して健康になるわけではありません。1万歩にこだわると、歩き過ぎて膝を痛めてしまったとか、健康を害してしまったなどのデータも一部に出ているので、むしろ要注意です。

1日1万歩のスローガンは、ウォーキング人口を増やすために広められたぐらいに考えておくのがよさそうです。

本当に大切なのは歩数ではなく、歩く「速度」なので、96ページでもお伝えしたようにメディカルウォーキングでは信州大学の能勢博教授が考案したインターバル速歩のトレーニングをしています。

速く歩けるということは下肢を中心とした筋力が強いことを意味しています。また、人の筋肉のおよそ7割は下半身に集中しているので、歩くことでさらに筋肉量の増加が期待でき、速度が保てます。正の循環ですね。

逆に、筋肉量が少なくなると歩く機能に影響が出て、歩く速度が遅くなったり、歩幅が狭くなったり、つまずいたり、転倒する危険性が増し、やがてさまざまな健康上の問題につながってしまいます。

自分なりの「速度」を維持・改善する、下肢の筋肉を保つ術は日々、歩き続けること。歩けるうちは歩けることを大切にし、特に歩幅&速度を意識して筋活しましょう。

歩行速度が余命に関係するという論文もあり、[*8]非常に多くの示唆をもたらしています。約3万5000人の高齢者を最長21年間フォローして関係を調べた結果から、65歳の時点において秒速1・6メートルで歩くことができた男性は統計的に97歳以上まで生きると予想され、女性は100歳前後まで生きると予想されました。

一方、65歳の時点で、秒速0・2mの人の余命は男性8年、女性13年と厳しいものでした。男性の場合、人生ラスト8年。すでに10年を切っていることになります。

歩行速度には筋肉量・筋力が如実に現れるので、筋肉が余命と相関すると言えるデータにより、歩数ではなく、速度を意識することが大切だとわかります。

「食べること」と筋肉の関係は？

先にも、人生ラスト10年の節目のひとつ「食べられなくなる」に舌が大きく影響することは紹介しましたが、ここでより詳しく解説します。

食べ物を認識し、口を経由して胃に送り込むまでの一連の動作を「摂食・嚥下」と呼びます。摂食・嚥下の機能に問題があると食べづらさが生じ、症状が進むと口から食べられなくなる状態になってしまいます。

その摂食・嚥下機能は舌の運動機能（舌圧）と深く関係しているのですが、最近の研究では腕や大腿の骨格筋量が舌の厚さと相関していることが明らかになりました。[*9] 大まかではありますが、厚さ＝舌圧の強さと理解してください。

つまり、手足の筋肉が衰えると、舌に影響し、食べたり飲んだりする嚥下機能が低下してしまうと考えられるのです。逆に手足の筋肉を保持、増進させると、高齢になっても嚥下機能が保たれるということになります。

筋肉を構成している細胞である筋線維は、速筋と遅筋の2種類に大別され、速筋は瞬発的に大きな力を出す筋肉で、筋トレや短距離走などの無酸素運動をするときに使われます。一方、遅筋は大きな力は出せないのですが、持久力を発揮する筋肉で、ウォーキングやマラソンなどの有酸素運動をするときに使われます。

舌をはじめとする嚥下の筋肉群は速筋群で、同様に手足の筋肉は速筋が多く、速筋群同士のネットワークでつながっているのです。

筋肉増強を促す成長ホルモンなどがそのネットワークの担い手で、手足の筋肉が減少すると、嚥下の筋肉群も影響を受けて減少すると考えられています。深掘りして考えると、飲み込みの訓練だけをしていても、「食べられなくなる」を防ぐことはできない可能性があるということです。

筋活が、生涯「口から食べる」を続けるために大事なのです。

そして、もしも歩くことが不自由になっても、意識的に上半身の筋肉を鍛えることで、2つめの節目の「食べられなくなる」を回避することができます。

いすや車いすに座って、腹筋背筋の体幹のみならず腕を含む上半身の筋肉を使い、鍛えるのが、飲み込みの機能の維持にいいのです。

座位でいるのは「疲れるから寝かせて」と言う場合も多いかもしれませんが、短時間ずつでも座位を保つことがその人にとって可能な筋活です。無理を強いてはいけませんが、何か工夫をして、座位で過ごす時間が増えると、食べる喜びを長く保てます。

「認知すること」と筋肉の関係は？

認知症が人生ラスト10年の3つめの節目であることは先に述べましたが、これも筋肉と大いに関係しています。

脳の認知機能の低下にはさまざまな要因がありますが、日本人に最も多いアルツハイマー病では脳内にアミロイドβという物質が蓄積することが知られています。

このアミロイドβの蓄積と歩行スピードが関連することが近年の研究で確かめられました。[*10] 速く歩ける人、すなわち筋力が保たれている人ほど脳内のアミロイドβ蓄積が少なく、認知症になりにくい可能性が示されたのです。これは筋活が認知症対策にもなるということです。

なお、アルツハイマー病の診断を受けた人の進行を遅らせる試みとして、歩きながら俳句をつくったり、歩きながら計算問題を解いたりすることが行われています。

筋活しながら、脳を同時にはたらかせるのがよいとされているのです。

インターバルトレーニングでゆっくり歩くときにこれをやるのもいいですね。筋活と同時に脳活です。日本列島の都道府県名を北から言いながら歩く、パートナーと尻とりしながら歩くなどもいいでしょう。ほかにもいろいろなやり方が工夫できそうです。

GDPよりGDM!

筋活意欲をぐっと高めていただくために、次のデータをご紹介します。

日本人の筋肉100gにどれくらいの価値があるか、という話です。

介護を受ける状態になることは決して単純に不幸なことではありませんが、なるべくなら生涯にわたり自立した生活を続けたいと希望する人が多いのも事実です。

そこで100gの筋肉が減ると、介護費用としてどれくらいかかるか、年齢差に応じた筋肉減少量と介護費用の差を比較して算出しました。

筋肉は、何もケアしない場合には40代から年1〜1・5%減少するとされていますので、年間の筋肉減少率は1%としました。算定の困難さから医療費は除いていますが、人生ラスト10年の姿として男性で7割、女性で9割が「サルコペニア型」であることも加味しています。

ちなみに、先日、デパートの食品売り場で神戸牛の値段を調べたときには100gで3500円でした。それよりも高いでしょうか？　安いでしょうか？

答えは男性の場合、約16万円。日本人女性では男性に比べ筋肉の絶対量が少ないため、同じ100gでは高めになり、約21万円でした。

男女とも大変な金額です。高級和牛とも比較になりません。この驚きのデータはきちんとした科学論文ではありませんが、当たらずといえども遠からず筋肉の価値を表して

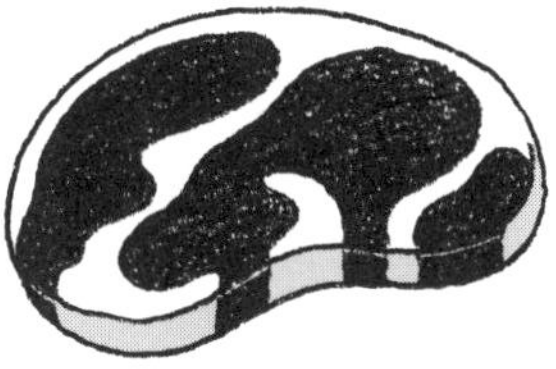

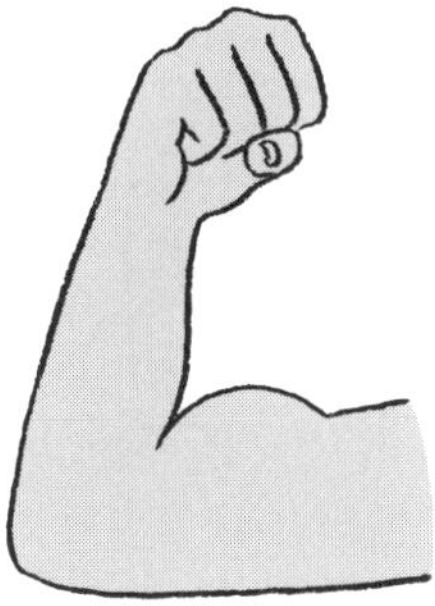

神戸牛　100g
3000 〜 6000円

75歳の筋肉　100g
男性　約165000円
女性　約210000円

筋肉は貴重な資産。低栄養予防に配慮した筋活で生涯安全な資産運用を。

いて、概要をつかむには有用です。

男性で筋肉量が40kgの人なら6400万円、女性で30kgの人なら6300万円の資産と同等の価値とも言えますね（筋肉量は平均よりやや少なく見積もっています）。

つまりみなさん、すごい資産をもって生きているわけです。ただし筋活しないままで年月を過ごすと40代から年1〜1・5％減で、損失していくことになります。

そうそう増やせなくても、ずっと横ばいで維持というわけにいかなくても、大きくは減らしたくない。そんな風に思わされる数値ではありませんか？　筋肉はすべての人にとって生命と幸せを守る資産です。

さらに筋肉は「個人資産」として貴重なだけではありません。筋肉を維持、増強することは国全体の社会保障費に直接関係するので、大きな経済効果が期待できます。

なぜなら、サルコペニア対策の筋活が広がり、定着すれば、病気になりにくく、病気になっても合併症もなく早く元気になる人が増えるからです。医療費や介護費など社会保障費が削減されると、私たちが支払っている税金を別のことに活用できるようになるでしょう。筋活は国家レベルの資産管理につながる行動というわけです。

そこで生命を大切にし、国民の幸せを追求する国としての新たな価値観を提唱します。GNH（Gross National Happiness：国民総幸福量）という新たな価値観で国策を進めるブータン国のような先例もあるので、日本もGDP（Gross Domestic Product：国内総生産）へのこだわりを手放して、これまでにない価値観「GDM」を新たな指標にするのはどうでしょうか。

GDMはGross（総量）Domestic（国内）Muscle（筋肉）の頭文字をとったもので、

国内総筋肉量という意味です。私の造語ですが、世界にさきがけて超高齢社会となった日本においては、GDMこそ国力、すなわち国の豊かさを表す指標になり得ます。国民総筋肉量という場合、正確にはGNM（Gross National Muscle）と表記すべきなのかもしれませんが、景気指標としてGNP（国民総生産）よりGDPが重視されている背景から、あえてGDPとの対比でGDMと定義しました。この場合のDomesticは国内にいる国民という意味に解釈していただければと思います。

健康を基盤にしたこれからの日本の社会づくりを提言するもので、国民一人ひとりが筋肉を意識し、筋肉量の維持と増進に取り組むことで、みなが健康で活躍できる社会を実現しようという願いを込めています。

またGDMを国力の指標にと主張するには、もうひとつ大切な理由があります。それは、筋肉は「際限なく増やすことはできない」からです。

たとえばGDPはお金で換算するので、際限なく増やすことができます。ある個人が他の人々の何倍、いや何百倍、何千倍も持つことができるでしょう。しかし、筋肉はそうはいきません。せいぜい増やせたとしても1・5倍程度だと思います。

「過ぎたるはなお及ばざるがごとし」のことわざ通り、健康上は1・2倍ぐらいで十分だと思います。お金と違って、筋肉は「足るを知る」ことを私たちに教えてくれるのです。

そして自分の健康上、十分な筋肉を身につけたら、その後はサルコペニアのリスクがある家族、近所のお年寄り、障がいのある人などの筋肉が増えるようなお手伝いをしてみてほしいと思います。GDMは国民総筋肉量なので、みんなで筋肉を増強していきましょう。

私は「GDMプロジェクトを国家プロジェクトに！」という大きな夢を抱いています。

日本はいち早く超高齢社会を迎え、追随する諸外国から「高齢社会の先進国」として注目されているはず。日本がGDMプロジェクトで超高齢社会を乗り越える様子を発信し、成熟した国家としての評価が高まったら素晴らしい。世界の人たちの健康増進にも貢献できます！

＊7 「余暇活動と社会活動が中年者の日常生活動作に及ぼす影響――日本全国調査からのエビデンス」筑波大学・武田文ら、２０１６年(http://www.tsukuba.ac.jp/wp-content/uploads/161028takeda-1.pdf)

＊8 Stephanie Studenski et. al: Gait Speed and Survival in Older Adults. JAMA. 2011;305(1):50-58.

＊9 Fumiyo Tamura, Takeshi Kikutani, Takashi Tohara, et. Al: Tongue Thickness Relates to Nutritional Status in the Elderly. Dysphagia. Dec 2012; 27(4): 556-561.

＊10 Natalia del Campo : Relationship of regional brain β-amyloid to gait speed. Neurology 2016;86:1-8.

ふろく

メディカルウォーキングをはじめよう

インターバル速歩とは？

信州大学の能勢博教授が提唱した健康づくりに役立つウォーキングスタイルが「インターバル速歩」です。「速歩（さっさか歩き）」と、「緩歩（ゆっくり歩き）」を3分ずつ、交互に行うというもの。

みなさんが行う場合、速歩で、3分少々で歩けるルートを探し、そのルートを「1周目は速歩、2周目は緩歩で歩く」を1セットと考えてみましょう。

それを1回（1日）2、3セット、週にできるだけ（理想的には4日）実践を！

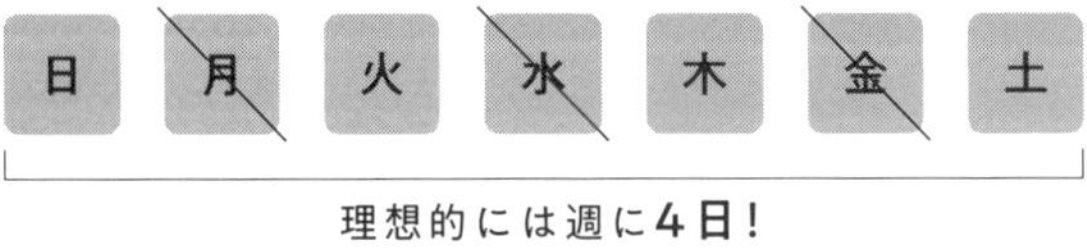

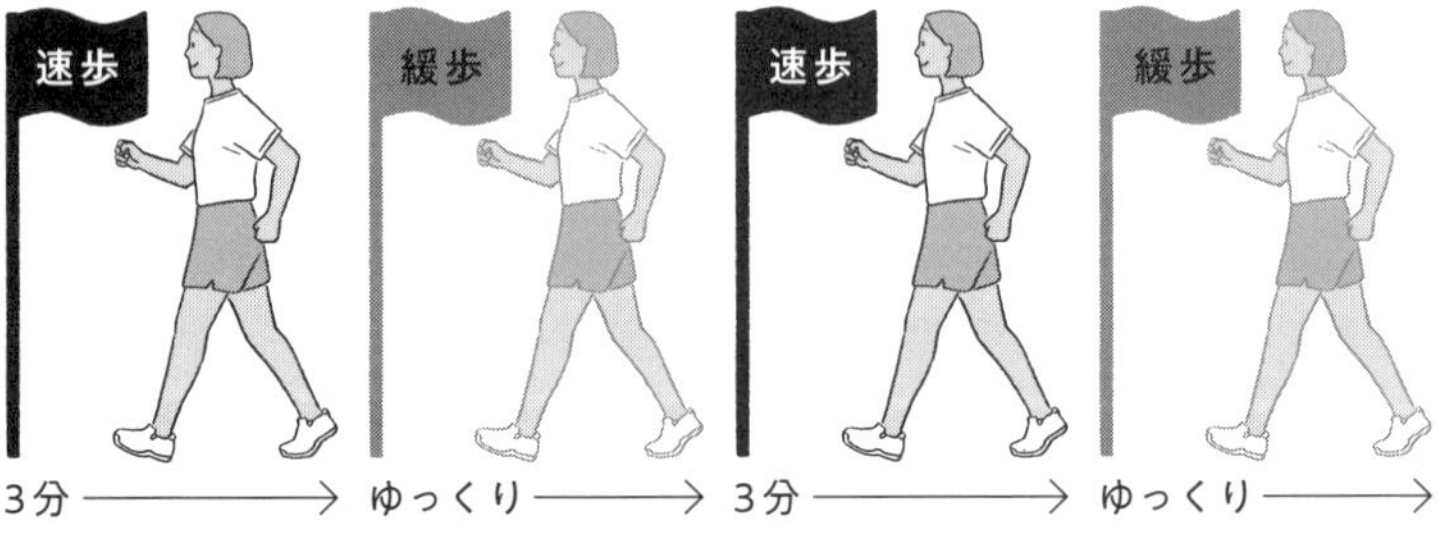

大腰筋を使って歩こう

大腰筋は体幹と下肢をつなぐ筋肉で、脚力の要です。これを使って歩くには、歩くとき、足を前に出して歩くというより、腰（みぞおち）から下を前に出して歩くイメージで歩きましょう。この歩き方ができるようになると、歩幅・速度が保てるようになります。逆に歩幅が狭くなっているとこの歩き方ができません。ぜひ、試してみてください。

はじめてやるときはおへその両側に手をあて、足だけ前に出す歩き方と、腰（みぞおち）から下を前に出す歩き方を両方やってみて、違いを感じてみましょう。

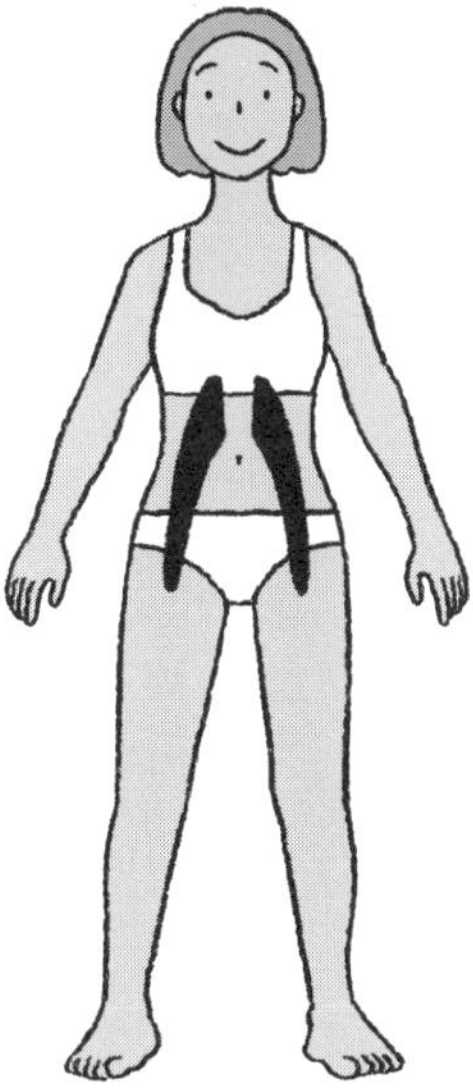

黒いところが大腰筋

ただし、慣れないうちは大腰筋を使って歩くと、とても疲れます。筋肉を使う分、くたびれるわけです。なのでむりのない程度に、筋肉を使うことを楽しみながらチャレンジを。その他の点ではフォームにあまりこだわらず、速度&歩幅を重視して！

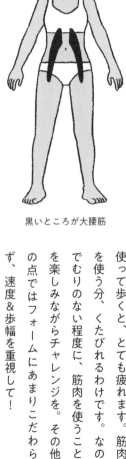

仲間と楽しく

もし可能なら、家族や友人も誘い、一緒に続けましょう。特に「緩歩」のときは景色や咲いている花、空の雲の形などについておしゃべりするのも楽しいのです。

レコードしていこう

タイム、お天気、ウォーキング中のエピソードなど、記録しておくのも楽しいです。私が運営している倶楽部では、その日のウォーキングの記録のほか、心と体の変化をチェックすることができると考えて「ありがとう」や「おはよう」を言った回数と、深呼吸をした回数、声を出して笑った回数などをレコードすることをお勧めしています。

タイムをとって、自分に挑戦

3分ちょっとで歩けるコースで歩くわけですが、タイムをとり、アップしていけると楽しく歩き続けることができます。余裕で自己ベストが更新されていくようなら、もうちょっと距離を延長しましょう。

腕振りで推進力アップ!?

腕を振ると推進力が出ます。特に腕を引くとき、肩甲骨を動かすように意識すると自然に骨盤が回転し、大腰筋を使って歩きやすくなるでしょう。ほかにも自分なりにウォーキングについて考察し、活かして楽しんでください。

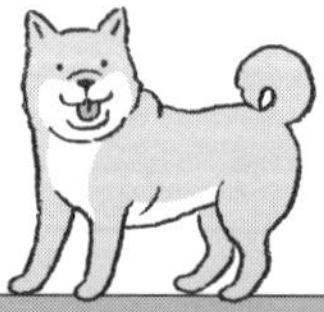

5章　みんなで健康になろう

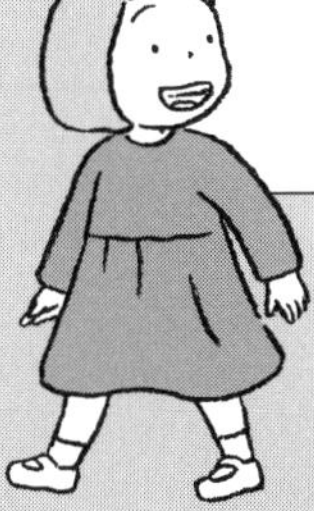

社会に栄養をあたえるＷＡＶＥＳ

２０１５年のある日、私は「おばあちゃんの原宿」と呼ばれる東京・巣鴨の商店街に一人、白衣姿で立っていました。ショッピングに来ているお年寄りに低栄養のリスクを伝えるためです。

先に述べた通り、日本の高齢者に増えている慢性的な低栄養を改善するには診察室から出て、病院の外にいる元気なお年寄りにリスクを知ってもらいたいと思ったからです。

その前年、前出の東口先生が栄養関連学会のオープニング・セレモニーで「豊かな超高齢社会の実現をめざして、栄養に関わるすべての医療人が栄養ケアの大切さを伝える伝道師になろう」と呼びかけ、「社会栄養学」を提唱し、ＷＡＶＥＳという新しいビジョンを提示しました。

WAVESとは、We Are Very Educators for Societyの略で、超高齢社会をよりよきものにしていくための社会貢献事業です。医療従事者をはじめ、行政、企業、学術団体、市民の方々を募ってつくられました。「病院だけでなく、地域の場でも高齢者の低栄養を見守る仕組みをつくれないだろうか」という思いのもとで始まりました。私も理事の一人です。

セレモニーの後、舞台から降りた東口先生が、最前列で聴講していた私に「さて、WAVESをどのように実践していくかな」と言って微笑まれたので、以来私は「どうする?」という問いを立て、ひとつの解として巣鴨に行き着いたのでした。

家庭の食生活の采配は多くの場合、女性がしていますし、健康情報への感度も女性のほうが優れていると思います。女性が低栄養のリスクを知れば、家族のラスト10年問題を遠ざけることができるでしょう。ならば「おばあちゃんの原宿」こそ、伝道にぴったりの場所だと考えました。

通りすがりの人に声をかけてみましたが、実際は誰も話を聞いてくれません。それも当然。客観視すれば、白衣を着た男なんて、とてもあやしいです。誰一人、立ち止まってさえくれないので、ある店に入り、店主に低栄養について話そうと試みたところ、「白衣に着替えるところから見ていたぞ。物販を始めようものなら、警察に通報しようと思っていた。ホントに、本物の医者だったのか！」などと言われ、一人WAVESはあきらめました。

しかし、それから約半年後のシルバーウィークの日曜、私は再び同じ商店街へ行きました。その日は東口先生はじめ約70名の医療者と市民ボランティアと共に「WAVES Cafe03 元気に食べてますか？ 運動」として出動したのです。

あざやかなオレンジ色の揃いのTシャツを着て、イベントを知らせるのぼり旗を立て、みんなで道行く人たちに運動を知らせるチラシを配り、食事や栄養状態に関するアンケートを行いました。拠点を設けた広場では「指輪っかテスト」や握力測定などの簡易身体検査をしながらサルコペニアや低栄養のリスクを伝え、アンケートの回収と引き換えに高機能食品のサンプルが入ったトートバッグをプレゼントしたのです。

このときは半年前と打って変わって、声がけに立ち止まってもらえました。興味を持った人が、自ら寄って来てくれることもありました。人が人をまねく盛況ぶりで、2時間ほど入れ替わり立ち替わり、患者ではない市民と直接、健康づくりについてコミュニケーションを重ねることができたのです。

その後、東口先生や医療者仲間と1日を振り返り、さまざまな意味で実りある活動ができたと話しました。

健康や医療に関する最新情報は、医療者同士ですら周知されるまでにも時間がかかります。ましてや一般市民に伝わるにはもっと時間がかかりますし、途中でノイズが入り、曲解されて伝わることもあります。

WAVESに関わっている医療者はみな、多くの人の人生ラスト10年を「栄養」が左右すると認識していましたが、「病院の中にいるだけでは低栄養は解決しない。診察室を出て、直接市民と対話しなければいけない」と東口先生がずばり指摘したことがいかに大切なことなのか、その意味を巣鴨で強く感じていました。

普段は待っていれば診察室に患者さんが来てくれ、神妙に話を聞いてくれます。けれど町中ではそうはいかない。ある意味の試練で、本気で社会をよくする気概がないと続けられないと思い知りました。

とても大切で、正しいことを伝えるとしても、聞いてもらい、理解してもらうには自分たちのコミュニケーション能力が足りていません。

また、栄養素の話はできても、何をどうやって食べたら栄養になるのかを話せなければ、せっかくの直接対話が活かされないことも確かめました。最先端の科学的な情報を暮らしに落とし込む勉強も不足しているということです。

そして医療者が一人で細々と地域の高齢者に伝えるような伝え方では間に合わない（あやしまれるだけ）、みなでＷＡＶＥＳのＷＡＶＥを起こさなければならないと決意を新たにしたのです。

その日のイベントは社会実験的に「元気に食べてますか？ 運動」の開催マニュアルを完成することをテーマにしていたので、課題を見出したことも含めて貴重な体験となりました。

以後、この運動は不定期に全国各地で開催されています。

札幌、八戸、金沢、名古屋、伊勢、出雲、那覇など、その都度、全国から「低栄養リスクを伝えよう」「栄養ケアを知ってもらおう」という思いを持った医療者が集まり、開催地の行き交う市民に声をかけます。

元気に食べてますか？

シフトを調整して休みをとり、交通費自腹で開催地まで来て、1日、2日滞在して、ボランティア活動をするわけですから、若い医療者には負担もあるでしょう。しかし普段の臨床では得られない経験をさせてもらえるからでしょうか、継続して参加する若者がたくさんいます。

私たち上の世代は「元気に食べてますか？ 運動」でひとつのスタイルができたので、WAVESの波を止めないように、また次の道筋をつくるのが仕事だと考えています。

偉大な旅の続き

私が個人的にＷＡＶＥＳなどの場で高齢者との交流を通じて感じるのは、多くの人が「人とつながり、話したい」といった思いを持っているということです。

一見とてもお元気そうに見えても、座って心配ごとを話し出すと止まらない人が多い。みなさんも覚えがあるかもしれません。血圧でかかっている主治医に腰が痛いと言ったら、ろくに話も聞かずに整形外科を紹介され、整形外科ではレントゲンを撮って「骨などに異常はないから湿布を出すので様子を見ましょう」で終り。

心身の不調や健康上の不安、さまざまな理由による生きづらさに誰も耳を傾けてくれない。健康づくりに意欲があり、健康情報があふれていても何が自分に適しているのかわからない。そんなモヤモヤが積み重なっていて、目の前のことで困っているのに、人生１００年の難問も、ラスト10年問題も、どうしようもない。先が見えない。心の声を聞く思いがします。

医療者は患者さんのモヤモヤにいくらか気づいていますが、医療者にも事情があって病院の中ですべてを解消する時間をとるのはむずかしいのです。

それに、できれば病院に来る前、なるべく健康なときに医療の知識や技術の一端を用いて健康上の不安を払拭するお手伝いができるほうがいいでしょう。

ですから私は仲間と共にメディカルウォーキングやＷＡＶＥＳの一層の広がりに努め、地域社会で役に立ちたいと思っています。

ただし、こうした活動は医療者でなければできないということでもないし、大勢でしなければならないわけでもないと思います。

正しい情報を学んだ人は身近な人に教えることができます。顔見知りに声をかける分には、あやしまれません。

人生ラスト10年に噴出するさまざまな問題の大もとには、「サルコペニア」と「低栄養」があることがほとんどなので、大病をする前ならまず運動と栄養のことだけでもいい。ぜひ暮らしの中で話題にしていただきたい。

「最近、歩いてる？」「しっかり食べてる？」。みんなが身近な人を少し気にかけ、言葉をかけ合えたら、社会は変わっていくのではないかと思っています。

また単に人に話したい、聞いてもらいたいという人も多いと思うのです。困りごとに対して専門的なアドバイスはしてもらえなくても、自分が何に困っていて、どう解決したいと思っているか、聞いてもらえると整理ができる場合もあるでしょう。誰でもその聞き手にはなれます。今日、聞いてもらった人が、翌日は聞く人になることが、お互いさまでできますね。

健康に関することに限らず、身近な人同士が生きづらさを解消する知恵や技術を授け合う。それは、序章で述べた我らホモ・サピエンスの3の強み（つながる・真似る・外的足場を使う）を活かすことに通じます。

ですからみなさん、自ずと長い間、そうやって支え合ってきたのだと思います。

ただ、時代の影響や家族・地域コミュニティのあり方の変化、みんなの忙しさなどにより、コミュニケーションも変わって、つながりにくさや距離感のわからなさなどが生じているのも事実でしょう。

それでも人類初、人生100年時代の難問に立ち向かう日本なので、改めて少し意識的にゆるいつながりを大事にしてみる。自分と家族、身近なコミュニティのみんなが心地よいつながり方について考え、行動してみる、というのはどうでしょうか。

それはみんなの健康や安心につながります。

というのも、社会活動と健康については世界的にさまざまな研究があって、「情けは人のためならず」と言えるような結果がたくさん出ているからです。参考までにいくつか紹介すると、

・家族、友だち、コミュニティとよくつながっている人ほど幸せで、身体的に健康で、長生きする*11

・人の役に立つこと、人のために時間を使っていた人ほど、ストレスが強い体験を

したときの死亡率が低い[*12]
・健康な人が多い町では、特に健康を心がける気がない人も健康になっていく[*13]

といった報告がなされています。

つまり、私の健康と他者の健康は影響し合い、人とつながり、人の役に立つ社会活動は、人のためになると同時に自分のためになるということです。「だからやる」というのはいささか不純と思う人もいるかもしれませんが、こういう一石二鳥は悪くないでしょう。「みんながみんなで健康になる」社会をつくることができます。

みなさんはどう思いますか？

私は今後、地域にいる人の多くが高齢者と子どもという「そもそも自力で遠出が困難な人たち」になることを考えると、暮らしに身近な場所にみんなが社会活動を実践する「場づくり」ができたらいいなと思っています。

仮にその場を「ラーニング・コミュニティ」と呼ぶとすると、その中のひとつに先に述べた0次医療だけを行う病院的な組織があってもいいのではないかと。そんな夢をもって自分なりに「場づくり」について考え、チャレンジしていきたいのです。

ただし新たに場を創造しなくても、町内会、マンションの自治会、PTAのOB会、市民サークルなど既存のコミュニティのさまざまな活動や場、互助のしくみの中に、新たな機能をもたせる形で「場づくり」をすることも可能かもしれない、とも思っています。

序章で述べたグレート・ジャーニーの旅に連なる一人として、自分にできることをひとつずつ具体的にしていきたいと思います。

楽しいほうへ

ところで、先に一人WAVESをあきらめたことを書きましたが、一人WAVESがまったくむだだったかというと、そんなことはありませんでした。

その日、巣鴨ではスタンプラリーを実施していて、私の前を素通りする女性たちが嬉々としてお店めぐりをしているのを見ていて、楽しんでもらえるような作戦を練らなければ、伝えたいことを伝えられないと気づかされました。

イベントの見え方も重要です。ポスターや揃いのユニフォームなどのビジュアルが、興味を持ってもらうためには大切だと考えさせられたわけです。

そこで仲間と「WAVES Cafe03　元気に食べてますか？ 運動」を企画するときには、一人WAVESで学習したことを具体的に企画に反映しました。

たとえば、低栄養予防に役立つ高機能食品を知ってもらいたかったので、サンプルをプレゼントすることにしたのですが、どうせプレゼントするなら、普段も使ってもらえるような素敵なバッグに入れて渡したい。そう考えて仲間と一緒に電車に乗り、女性たちがどんなバッグを持ち歩いているのか観察しました。そして小ぶりの〝トートバッグ〟なるものを使っている人が多いことを知り、同じようなバッグをつくることに決めたのです。

バッグやのぼり旗など、準備する資金はクラウドファウンディングにチャレンジして集めました。

私にとっては無念の一人WAVESも、山手線車中の観察も楽しいチャレンジになりましたから、のちのイベントでバッグを受け取り、喜んでいる人の笑顔を見たのはとてもうれしいことでした。

バッグを持って歩いている人がいると、「あれは何？　どこでもらえるの？」とさらに人が来て、またおしゃべりし、喜んでくれます。「友達にも低栄養のこと教えるわ」などと言ってもらって、百人力を得たような気がしました。

楽しいほうへ直感的に、素直に進んでいくのが女性はうまいですね。そんな楽しそうな女性が集まっている場所には、男性もついて行く。それで再確認しました。健康づくりも楽しくないと、伝わらないし、広がらない。だからWAVESの波を広げるには女性たちにリーダーシップをとってもらえるような楽しさが大事です。

すべての経験がありがたく、「みんながみんなで健康になる」社会へ、次は何をしよう、その次はと考える力をもらったと思っています。

そしていま

この原稿を最終的に手直ししている段階で、新型コロナウイルスの感染拡大防止対策を強化するため、全国に緊急事態宣言が発令されました。昨年の秋にはまったく予想していなかった半年後の春の生活。5月25日に全国で解除されたものの、終わりはまだ見えません。

私も医療者として臨床の場では強い緊張感を持って対応する日々で、1〜4章で述べた「サルコペニア」「低栄養」を防ぎ、免疫力低下を防ぐことが、感染予防・重症化予防に不可欠であることを再確認しています。

このことは緊急事態宣言発令後に、日本臨床栄養代謝学会COVID-19対策プロジェクトチームが発表した「新型コロナウイルス感染症（COVID-19）の治療と予防に関する栄養学的提言」とも一致しています。

一部を紹介すると、「はじめに」には次のように記されています。

・COVID-19は、急激に重篤な呼吸器障害を併発し、長期の集中治療室（ICU）での治療が必要となり、そして高齢者や複数の疾病を発症している方々では死亡率が高いことが指摘されている。このようなハイリスクな症例では多くの場合、背景として低栄養ならびに骨格筋の減少や機能低下（サルコペニア）の存在があり、それがICUでの治療を長引かせ、時には残念な結果を招くことにつながることが指摘されている。一方、生体の免疫力は栄養状態によって支えられており、低栄養で特に筋肉量が減少した人あるいは動物では、明らかに細菌やウイルスなどの感染症に対する免疫能が低下していることが知られている。すなわち、栄養状態を良好に保つことはCOVID-19ウイルスから身を守る大きな一助となる。

また「提言1」には、

・サルコペニアを認める症例ではたとえ若壮年者であっても良好な治療効果が得られないことが想定される。

・低栄養による免疫能の低下は生体内の蛋白量の減少に大きく影響される。（中略）蛋白の喪失とともに種々の身体的、機能的障害が惹起され、比較的早い段階で免疫能が障害される。

・ＣＯＶＩＤ-19では、呼吸器症状だけでなく、悪心・嘔吐、下痢などによる十分な食事の摂取が困難であったり、消化吸収障害などもきたすことから、感染後により低栄養に陥りやすい。ＣＯＶＩＤ-19の治療経験のある中国医師によると、治療開始前に栄養状態の評価を行うべきであると報告している。

そして「提言5」には、

・運動不足の状況は、健康状態を障害する高リスク因子であり、体重増加、骨格筋量の減少、筋力の減衰すなわちサルコペニア状態に陥り、免疫能を障害することが指摘されている。このような状況においては、栄養状態の維持・改善とともに適度なエクササイズ（運動）が必要であり、これを隔離・待機期間中に継続することが推奨される。（中略）内容としては簡単な家事でも身体を動かすものであれば良く、体操やヨガ、ウォーキング（散歩）なども推奨されるが、毎日30分あるいは二日毎に1時間ほど実施することが望まれる。

さらに「提言12」には、

・COVID-19などのようにその治療法や予防法が確定していない伝染性の疾患では、その発症や予後が個々の免疫力に依存することになる。このようなケースでは、やはり前もって身体の栄養状態を高め、かつ維持しておくことが肝要。

と盛り込まれました。提言は全12あり、全文は日本臨床栄養代謝学会のウェブサイトに掲載されています。
私はこの12の提言を心に刻み直し、いま臨床に立ち向かっています。

一方で、多くの人が外出を自粛し、人との接触を極力減らす生活をしているうえ、数年に及びソーシャル・ディスタンスへの対応が必要になる可能性が示される中で、このパンデミックが自分も含めこれからのみんなの人生にどのような影響を与えるのだろうかと考え続けています。

ホモ・サピエンスの3つの画期、特徴は、そのまま3つの武器と言えます。私たちの先祖たちはこの武器をもってグレート・ジャーニーを歩んできました。今の世界的な危機において、3つの武器を改めて捉え直したいと思います。
第一の武器である「つながる」ことが新型コロナウイルスによって封印されているのは大きな痛手ですが、その重要性を再認識させるきっかけとなりました。みなさん外出自粛、制限を通して思い知ったはずです。それはある意味、最強の武器ですので決して放棄してはいけません。近い将来、人類はその解決策を編み出し、3密回避、ソーシャル・ディスタンスの確保を実現するようになるでしょう。

第二の武器は「真似る」。9ヶ月革命によってもたらされる共感力は今回の危機においても全人類が結束する基盤となるに違いありません。

問題は第三の武器の「外的足場」です。それは表現を変えればオフロードする、即ち「所有しない」「手離す」ことです。これまで人類は知識を脳からオフロードし、外的足場を築くことで発展してきました。所有に関して今日の人類社会で最も重要なのはお金、資産です。このお金の問題をオフロードできるかが、これからのポストコロナ社会の明暗を決するのだと思います。

資本主義が生まれ変わらなくてはなりません。これは相当にむずかしい課題ではありますが、それができれば人類は新しいステージに立てるでしょう。私たちのグレート・ジャーニーはまだまだ続きます。新調された3つの武器こそが「人生100年の難問」を解く鍵になるのだと信じます。共に乗り越えて行きましょう。

＊11　石川善樹『友だちの数で寿命はきまる』、マガジンハウス、2014年

＊12　TED talk「人生を幸せにするのは何？　最も長期に渡る幸福の研究から」(ロバート・ウォールディンガー)

＊13　『ツナガル』34号、一般社団法人チーム医療フォーラム、2020年

おわりに

以前、世界初の手術などが度々行われるハイテク治療の現場に身を置いていた時期もありました。

外科医としては花形の分野ですから、最先端医療を目の当たりにしながら自らも手術の腕を磨くことを目指すのが当たり前で、もちろん努力はしていたものの、どこか性分に合わないような複雑な気持ちでいました。

すると技術的にも人間的にも最も尊敬していた外科教授から「大手術であれ、軽い傷の手当てであれ、目の前の患者にとって最善の手をつくすことが医者の仕事だ」と言われ、目が開いたのです。

その言葉を縁にこれから迎える超高齢社会の人々の健康にとって本質的に大切なことに目を向け、手を動かす医者であろうと肚が決まりました。

それから自然に、何かに誘われるように「栄養ケア」や「褥瘡ケア」、「メディカルウォーキング」など普段の生活と切り離せない予防的な医療にも携わることとなり、それが社会起業家としての活動につながりました。

悪戦苦闘を続けてはいるものの、新たな師や仲間を多数得て、「みんながみんなで健康になる」社会の実現に向けて自分のいのちをはたらかせることができる喜びと楽しさを強く感じています。

ホモ・サピエンスの一人として3つの強みを使いながら得ているこの幸せがいのちの真骨頂だと信じ、これからも悪戦苦闘を続けたい。そう思います。

本書は2018年に東京・江東区森下五丁目町会会館などで行った全6回、計10時間の講義をまとめたものです。平日夜にもかかわらずご参加いただいた地域のみなさんに感謝します。温かい眼差しによって、多くの言葉が引き出されたと思っています。また、森下五丁目の人々で担われ、続けられている神輿をかつぐ体験を人生で初めてしてみて、祭りによって連綿と深く結びついたコミュニティの新たな役割を直感しました。

続いて、瀧澤弘和中央大学経済学部教授に感謝します。ホモ・サピエンスの3つの画期について直接ご教示いただきました。この場を借りてお礼申し上げます。

最後に、編集者の足立恵美さん、下平貴子さんに感謝します。森下五丁目のナイトスクールの設定のみならず、分かりやすい文章を書くために足し算しか術のなかった私に引き算の手法を根気よくご指導いただきました。

「みんながみんなで健康になる」社会へ。小さな歩みでも、決して止まらず進んでいきますので、ぜひみなさんも参加・応援をよろしくお願いします。

みんなでゆるくつながって、あしたを歩いていきましょう!

2020年5月

秋山和宏

秋山和宏
Akiyama Kazuhiro

医学博士、MBA（経営学修士）、社会起業家。1990年防衛医科大学校医学科卒業。1996年東京女子医科大学にて医学博士号取得。現在医療法人財団松圓会 東葛クリニックみらい院長、一般社団法人チーム医療フォーラム代表理事を務める。地域医療に携わりながら、社会起業家として、いのちをテーマにしたプレゼンイベント：MED Japanなどを主宰している。著書に『医療システムのモジュール化――アーキテクチャの発想による地域医療再生』（白桃書房、2008年）がある。

亜紀書房・オールドエイジシリーズ

人生100年時代の養《よう》生《じょう》訓《くん》
長寿《ちょうじゅ》がもたらす難問《なんもん》を解《と》く

二〇二〇年七月一五日　第一版第一刷発行

著者　秋山和宏

発行所　株式会社亜紀書房
〒一〇一‐〇〇五一　東京都千代田区神田神保町一‐三二
電話　〇三‐五二八〇‐〇二六一（代表）
　　　〇三‐五二八〇‐〇二六九（編集）
http://www.akishobo.com/
振替　〇〇一〇〇‐九‐一四四〇三七

印刷・製本　株式会社トライ
http://www.try-sky.com/

978-4-7505-1647-9 C0077